A BRIEF
HISTORY OF
ANTI-EPIDEMIC

抗疫简史

走走 等 /著 郭之文 /主编

上海科学技术文献出版社
Shanghai Scientific and Technological Literature Press

图书在版编目（CIP）数据

抗疫简史 / 郭之文主编；走走等著 . —上海：上海科学技术文献出版社，2020

ISBN 978-7-5439-7601-6

Ⅰ . ①抗… Ⅱ . ①郭… ②走… Ⅲ . ①传染病防治—医学史—世界 Ⅳ . ① R183-091

中国版本图书馆 CIP 数据核字 (2020) 第 026490 号

策划编辑：张　树
责任编辑：王　珺　詹顺婉
封面设计：留白文化

抗疫简史

KANGYI JIANSHI

郭之文　主编　走　走　等著
出版发行：上海科学技术文献出版社
地　　址：上海市长乐路 746 号
邮政编码：200040
经　　销：全国新华书店
印　　刷：常熟市人民印刷有限公司
开　　本：650×900　1/16
印　　张：14.25
字　　数：171 000
版　　次：2020 年 3 月第 1 版　2020 年 3 月第 1 次印刷
书　　号：ISBN 978-7-5439-7601-6
定　　价：58.00 元
http://www.sstlp.com

序

　　2002 年末，由冠状病毒的一个变种引发的 SARS 引起的急性呼吸道传染病——传染性非典型肺炎在全球蔓延开来。许多国家发现病例，而中国首当其冲。疫情由南向北在一些省区肆虐……全国上下同心协力，打响了一场没有硝烟的战争。

　　千百年来，人类与传染病进行的抗争从未停止。

　　面对疫病，自古是"道高一尺，魔高一丈"。曹植描绘东汉末年(建安二十二年)的疫病时说，"家家有死人，室室有哭声，或一门尽毙，或举族灭亡。"而同时代的大医学家张仲景在面临家族死亡达三分之二，死于伤寒(时疫)的占十分之七的惨景，"感往昔之沦丧，伤横夭之莫救，乃勤求古训，博采众方"，成就了《伤寒杂病论》。明代万历年间，一位名为赵开美的道人在刊刻《伤寒杂病论》时说："岁乙未(公元 1595 年)，吾邑疫疠大作，予家臧获(奴仆)率六七就枕席(病倒)。吾吴和缓(名医)明卿沈君南在海虞(现常熟县东)，籍其力而起死亡殆(死里逃生)，予家得大造(恩惠)予沈君矣。不知沈君操何术而若斯之，因询之。君曰，特于仲景之《伤寒论》窥一斑两斑耳！"由此不难看出，包括《伤寒论》在内的无数中华医学典藏说明，在人类漫长的发展史上，中华民族抗击疫病为人类积累了丰富经验，并构筑了传统医学的文化宝库。

本书通过翔实的历史资料,用直接、权威的事实展现了人类几千年来同伤寒、天花、麻风病、痨病、鼠疫、疟疾、血吸虫病、霍乱、艾滋病和非典型肺炎等传染病不断抗争的历史,描绘了人类与疫病不屈不挠,英勇斗争,不断取得医学史上重大突破的史实。同时,本书还以大事记的方式概括性地梳理了新型冠状病毒肺炎疫情发展情况及抗击疫情中的有力举措。

人类与疫病抗争所走过的漫长道路告诉我们,只要依靠科学的力量,人类就会在与疫病的抗争中,取得最终胜利。

编 者

2020 年 3 月

目录

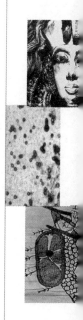

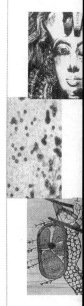

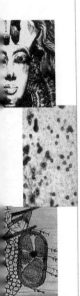

▶▶ 人类从未停止过抗争 ◀◀

▶▶ 附：新型冠状病毒肺炎疫情大事记 ◀◀

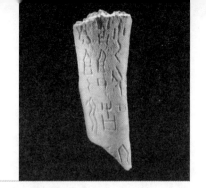

伤寒与《伤寒论》

　　回顾历史,在漫长的岁月长河中,人类的健康和生命一直受到一个冷酷杀手的威胁和伤害,这个杀手就是传染病。传染病,特别是大规模流行的传染病,古人称之为"疫病"。疫病有这样几个特点:第一是起病急,有传染性,可以由一个受感染的人迅速传染到周围健康的人,结果使得许多人在很短时间内被感染。第二就是疾病的表现相似,发展迅速,预后较差,因而对社会的危害性大。

　　疫病是人类的大敌。疟疾、天花、流行性感冒、麻风病、霍乱……这些传染病曾对人类的文明产生巨大的危害,曾经一度让人们束手无策、毫无办法,而人类对于传染病的病因、传播、预防、诊断、治疗,总是由不知到知之,由知之不多到知之甚多,直至采取有效措施,控制和消灭传染病。

　　人类历史的进程,无时不在同各种病原微生物进行着英勇顽强的斗争,尽管付出了一定的代价,但人类依靠科学认识病原微生物、战胜病原微生物的脚步终究无法被阻挡。曾经横行一时、给人类带来巨大灾难的疫魔,正是人类依靠科学技术将其一个个地加以降伏的。

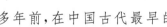

历史追溯:起始于农耕文明时代

　　翻开历史的画卷,距今 3 000 多年前,在中国古代最早的文字——甲骨文中,已有"虫""蛊""疟疾"等关于疾病的记载。公元前369年,《史记》中已用"疫""大疫"表示传染病的流行。这些文献记载的内容也许可以被认为是古代中国人对传染病认识的"萌芽"。古代疫病流行并不少见。从《史记》(公元前369年)起到明朝末年(1647年),仅正史就记载了95次疾病大流行,共有238个年头有疾病流行或大流行。西方也有多次影响巨大的瘟疫大流行,如公元前4世纪的瘟疫——查士丁尼鼠疫、14世纪的黑死病等。有学者认为,人类在最早的狩猎和采集文明阶段,基本上没有传染病及传染病流行,因为那时候人口稀少。约在1.1万年到1万年前,人类从狩猎和采集时代进化到了农耕时代。追溯传染

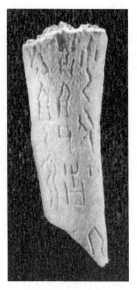

甲骨文中,已有"虫""蛊""疟疾"等疾病的记载

性疾病的源头,农耕文明时人畜的朝夕厮守,往往成为传染病的来源。科学家发现,在一块距今9000万年的鸟类化石中,就存在着传染病的证据。

6000年前的新石器时代,肺结核病即已在北非和欧洲流行。

最早有记载的大规模传染病,发生在4000多年前的尼罗河流域,并记录于埃伯斯纸草文稿中。而有丰富细节描述的第一场传染病灾难,发生在公元前430年伯罗奔尼撒战争期间:一场源于亚洲的瘟疫席卷了雅典,并在两年内夺走了雅典1/3人口的生命。

公元165年,一场可怕的流行性天花席卷了整个罗马帝国。在它的淫威下,仅在罗马,每天都有2000人死亡。这场天花整整肆虐了15年,意大利全国人口减少了1/3。而那些在瘟疫中幸存的人也都有严重的后遗症——不是眼睛瞎了,就是面部严重变形。在这场

大规模的流行性传染病平息之前,欧洲死亡人口总数有 400 万到 700 万之多。在此之后,天花时强时弱地在世界各地发生,直到 1977 年被根治。历史上,许多皇权贵族也逃不过天花瘟神的黑手。16 世纪的英国女王伊丽莎白一世几乎因天花丧生,后来虽幸免于死,但却鬓发脱尽,只得永远戴假发掩丑。此外,英国女王玛丽二世、俄国大帝彼得二世、法国国王路易十五、德国国王约瑟夫一世等都死于天花,我国清代的顺治皇帝也是因天花去世的。

鼠疫,即黑死病,曾经是人类面对的又一个凶恶敌人。在公元 3 世纪到公元 6 世纪,它席卷了整个罗马帝国。有人认为正是黑死病导致了东罗马帝国在公元 7 世纪的崩溃。公元 1346—1361 年,爆发了一场著名的黑死病潮,在这场疫病中,共计 2 400 万人死亡,相当于整个欧洲大陆人口的 1/3。薄伽丘在他的代表作《十日谈》中描写过 1348 年佛罗伦萨的鼠疫,恶劣的生活条件和无处不在的老鼠与跳蚤使病菌很容易滋生和扩散。1665—1666 年期间,一场大规模的鼠疫又一次在伦敦爆发,在黑死病的顶峰时期,每星期在泰晤士河周围都有约 7 000 人死亡。

斑疹伤寒,这种由虱子传染的疾病曾经毁掉了拿破仑的大部分军队,并从某种意义上改变了人类的历史。1812 年 6 月,拿破仑率领近 50 万大军入侵俄国,当大军行至波兰和俄国西部的时候,近半数士兵因斑疹伤寒和痢疾死亡或丧失行动能力。当拿破仑下令撤出莫斯科的时候,他的军队只剩下了 8 万人;到了 1813 年 6 月撤退行动结束时,拿破仑手下仅有 3 000 多名士兵。因斑疹伤寒和俄国严冬而死的官兵比战死沙场的要多得多。同样是这个斑疹伤寒,在第一次世界大战期间就吞噬了 300 万人的生命。

流行性感冒(流感)也是威胁人类生命的一大杀手,早在公元前 4 世纪就有关于这种流行病的记载。400 多年前,意大利威尼斯城的一次流感大暴发使 6 万人死亡,惊慌的人们认为这是上帝的惩罚,所以将这种病命名为"Influenza",意思是"魔鬼"。在多次爆发的流行性感冒中,1918—1919 年冬季发生的世界范围流感爆发最为可怕。6个月的时间,全世界被流感夺去了至少 2 000 万人的生命,比当时刚刚结束的第一次世界大战中死亡的人数还要多。美国人的平均寿命因此降低了 12 岁。而此后于 1957 年和 1968 年发生的两次全球性流感,病人总数高达 10 亿多。

如果一个种群从来没有接触过某种病毒,那么这种病毒对这个种群会有更大的杀伤力。西班牙人向美洲殖民的时候,将天花、麻疹、斑疹伤寒和流感带到了美洲,土著人对这些病完全没有抵抗力,欧洲人对美洲的征服变成了一场病魔的大屠杀。1520 年西班牙人入侵阿兹台克人的领土时,带去了可怕的天花。西班牙人已经对这种病有了免疫力,而阿兹台克人却认为这是神明将他们抛弃,站到了征服者一边,放弃抵抗不战而败,任由征服者占领了自己的土地。西班牙人入侵时,墨西哥还有 3 000 万居民,天花的侵袭使他们在 40 年后只剩下了 300 万人口,一个世纪后只剩下了 160 万人口。

▶▶ 预防与治疗:人们始终在探索 ◀◀

由于过去人们相信生病是魔鬼钻进了他们的身躯,因此巫医通过咒语、驱病魔、配制带颜色的药水等各种玄乎的方法驱逐病魔。如果病人康复了,巫师就会被尊为大师;如果病人死了,就说是病人偿还了他的孽债。

在欧洲,一种所谓的放血疗法长期流行,直到 19 世纪仍在被采用。它来源于公元前 5 世纪希波克拉底的学说,这种学说认为:人的身体里含有 4 种体液,即血液、黏液、黄胆汁和黑胆汁,而生病是由于 4 种体液之间的不平衡造成的。

在不明机制的情况下,也有一些先驱者摸索出了一些预防疾病的有效办法。

有一种叫接种的技术已经沿用了好几百年。人们发现患过天花并得到康复的人就不会再得这种病,他们有了免疫能力。于是医生们推断,如果有意让人得到轻微的感染,那么他也许反而会获得免疫力。早在公元 10 世纪的时候,中国的医书上就有接种天花疫苗的防治方法:把天花病人伤口上结的痂制成粉末,让健康的人用秸管吸入,或者在皮肤上切开小口,把粉末撒在伤口上。当人受到轻微的病毒感染后,就会产生对天花的免疫力。当然,这种方法的危险性也是存在的,本来用于预防的疫苗很可能会导致病毒感染。因此,每一次接种都可以说是一次赌博。

长期受到疫病困扰的人们一直在寻找着疫病发生的原因,推测是什么病原引起了疫病,引起了疫病的流行。较早的时候,人们认为疫病的发生是由于身体受了寒气的伤害,所以古代中国人将疫病统称为"伤寒"。后来,西方医学传入中国,一种由细菌所致的肠道传染病被译作"伤寒",引起这种肠道传染病的细菌就是伤寒杆菌,所以古代中医所说的"伤寒"与西医中的"伤寒"是不同的。

让我们将追溯历史的目光驻留在东汉末年的公元 168 年,这是中国历史上一个极为动荡的时代。统治阶级内部出现了外戚与宦官相互争斗残杀的"党锢之祸";军阀、豪强也为争霸中原而大动干戈;农民起义的烽火更是此起彼伏。一时间战乱频繁,百姓为躲避战乱而四处逃亡,无家可归的人不下数百万之众。在那个动荡的岁月里,不难想象当时人们的居住条件和饮食条件。据《史书》记载,公元 171

年至 185 年,在这十几年中,就有多次流行性传染病的大规模爆发。成千上万的人被病魔吞噬,以致造成了十室九空的空前劫难。中国古代医学家对"伤寒",也就是疫病一向非常重视,很多人潜心研究疫病的预防与治疗。其中最为杰出者,当推东汉末年的著名医学家张仲景。

张仲景,名机,字仲景,东汉南阳涅阳县人。张仲景生活的东汉末年是一个疫病流行的时期。他的家族原本人丁兴旺,整个家族多达 200多人。但在不到 10 年的时间里,就有一半的人因疫病死亡。当时瘟疫肆虐,以至有书记载:"家家有僵尸之痛,室室有号泣之哀。"有感于此,

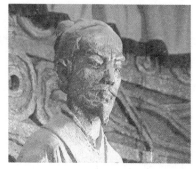

张仲景像

张仲景痛下决心,潜心研究疫病的治疗。张仲景行医游历各地,亲眼见到了各种流行疫病对百姓造成的严重伤害,他也借此将自己多年对伤寒症的研究付诸实践,进一步丰富了自己的经验。在总结前人研究的基础上,经过数十年含辛茹苦的努力,他终于写成了一部名为《伤寒杂病论》的不朽之作。这本书后来经过晋朝太医令王叔和整理,成为我国历史上第一部传染病学专著——《伤寒论》。全书记述了 397 条治法和 113 个医方,共计 22 篇,5 万余字,比较详细地介绍了当时疫病的发病症状和治疗方法。后来这部书成为历代医学家所必读之物,有些人甚至秘而不传。张仲景的《伤寒论》为疫病治疗开创了一条光明的道路,在中国医学史上留下了光辉灿烂的一页,他也被尊为"中国医学之圣"。

《伤寒论》这部医学典籍的问世,使人们对疫病的认识与治疗上升到一个历史高度。这部书为历代医学家所珍重。宋朝年间,

成立了校正医书局,这是中国历史上第一个由中央政府设置的医学图书整理机构。校正医书局整理的第一部书便是《伤寒论》。"以百病之急,无急于伤寒",这句话的意思是在所有疾病中,疫病是最需要急切解决的问题。后世对《伤寒论》的学习、研究和应用,还形成了一个强大的学术流派——伤寒学派。而在明、清发展壮大起来的温病学派正是伤寒学派的一个分支,这就是中国医学抗击疫病的主力军。《伤寒论》在疫病临床上具有重要的地位,一直发挥着重要的作用。

中国古代医生对于疫病原因的认识是朦胧的,逐渐进步的。较早的时候,医生们认为疫病的病因是外界风、寒、暑、湿、燥、火,以及瘴气、毒气等。限于历史条件和科技发展水平,他们还没有清楚地认识到致病微生物。

人类的历史,始终与疫病进行着不屈不挠的斗争,就是在这样的斗争中,医学得到进步和发展。1831 年,一只疯狼袭击了法国东部一座村庄里的一个铁匠,几个月后,这个铁匠死于狂犬病。村里的一个男孩问他的父亲:"是什么原因让狼变疯的?为什么疯狼咬了人,人就会死?"他的父亲回答说:"也许是魔鬼钻进了狼的身体里。如果上帝想让你死,你就得死。"

提问的男孩叫路易·巴斯德,而当时他父亲的答案,反映了那时人类对疾病的认识水平。

对父亲答案不满意的巴斯德,没有中断对问题答案的追寻,也因为巴斯德,人类第一次以实验证明了微生物与疾病的关系,建立了在医学科学发展史上具有重大意义的"微生物致病学说",从而奠定了现代免疫学的基础。微生物学揭示了感染性疾病的产生原因是致病微生物,从而指明了治疗疾病的正确途径。人类发现了机体的免疫系统,建立了免疫学。从细菌学到免疫学,人类在与疫病的斗争中建立了现代科学基础,医学科学的发展使人类在消除疫病的征途上,迈出了重要的一步。依靠科学的力量,我们知道了流行性传染病的主要病因,一是原来只感染动物的微生物,由于某些原因,转移了它们攻击的目标,开始感染人类了。这是新型传染病产生的原因之

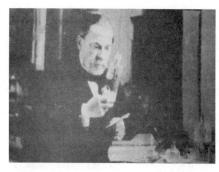

路易·巴斯德第一次用实验证明了微生物与疾病的关系

一。例如科学家在考证艾滋病起源时发现,艾滋病很可能起源于非洲丛林地区生活的一种长尾绿猴。艾滋病病毒在人体上的传播,可能与当地土著居民有捕捉绿猴,然后将其血液注射进体内滋补身体这一习惯有关。此外还有,埃博拉病毒也来源于猴子体内,莱姆病的病原体来自鼠、鹿、兔、狐、狼等30余种野生哺乳动物和多种家畜间传播的伯氏疏螺旋体。来源于动物的传染病不断出现,表明动物传染病库是人类新型传染病潜在的原因。

二是一些细菌或病毒的基因在外界环境的作用下发生了变化,致使原本不致病的病原体增加了可以致病的毒力基因,或是原来的病毒基因改头换面成为一种新的病原体,引起人类疾病。如1992年10月—12月,在印度和孟加拉国南部发生的大范围的霍乱流行,先后有20万人发病。最终检测到的霍乱弧菌,是以前根本从未见到过的一种新型病原体,按照各型霍乱弧菌发现的顺序,被定名为O139型霍乱弧菌。现在的研究认为,它可能是O1型霍乱弧菌突变的结果。

1879年,法国的牛羊中又一次流行炭疽病。巴斯德第一次提出牛羊中的炭疽病是由微生物引起的,并用设计精巧的实验证明了这

一点。从这个思想出发,并利用一个偶然的机会,巴斯德发明了世界上继牛痘之后的第二种疫苗——鸡瘟疫苗。这是第一种由致病的细菌而非相似致病菌制成的疫苗,其显著优点是具有普遍性、一般性。并非每种疾病都像天花那样有一个天然存在的弱小兄弟——牛痘,但是几乎全部的或大部分的细菌和病毒,都可以用减弱毒性的方法制成为疫苗。

此后,巴斯德又成功制成了炭疽病、狂犬病的疫苗。在巴斯德的方法启发下,后来的科学家也相继发明了抵抗许多疾病的疫苗,如白喉、破伤风、百日咳、麻疹、脊髓灰质炎、乙型肝炎、流感疫苗及卡介苗等。人类与传染病的斗争进入了一个新阶段。

▶▶ 与瘟疫的斗争掀开新的一页 ◀◀

显微镜发明后,人类得以撩开微生物世界神秘的面纱。1940年,利用电子显微镜,人们终于第一次看清了病毒,并进一步弄清了它的内部结构。原来病毒是介于生物和非生物之间的东西,它虽然很小,却集中了很多原子,是相对分子质量极大、类似蛋白质的化合物。此后,人们陆续弄清了天花、狂犬病、黄热病、流感等疾病的病原都是不同种类的病毒。病原微生物是简单的生命形态,早于人类出现之前就存在于地球上。大部分微

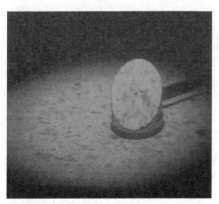

1940年,人类利用电子显微镜第一次看清了病毒

生物对人类无害，甚至是有益的。但是，也有不少微生物会使人类致病。

20世纪初，美国一位替别人做饭的女佣人名叫玛丽，她得过伤寒病，好了之后还继续给人家做饭。她到哪家做饭，哪家就有人得伤寒病，后来查明此病就是由她传染的。10年间，玛丽换了8个东家，被她传染而得伤寒病的共有56人，所以大家都叫她"伤寒玛丽"。这个无可救药的病菌携带者于1915年被捕，并被禁闭在了岛上。"伤寒玛丽"使公众首次发觉，"健康人"也能传播传染病。这样的人被称作"健康带菌者"。"健康带菌者"自己不得病，却可以把病传染给别人。从预防角度讲，他们比病人更危险。

"伤寒玛丽"引起医学界对传染与免疫学的研究，为什么同样接触了病原体后，有的人发病，有的人不发病？为什么自己不发病，却能将疾病传给他人？

人是一种大生物，病原菌是一种小生物，或者被称为微生物。当这两种生物接触后，它们之间会展开激烈的斗争。微生物有不同的种类，各自的毒力也是不一样的。存在于自然界中毒力很强的微生物，如鼠疫杆菌，仅仅少量细菌就可以让绝大部分健康人很快感染并立即发病。

还有一些微生物，如结核菌、伤寒菌或乙肝病毒，它们的毒力没有鼠疫杆菌那么强，如果进入人体内的数量不多，人体内又有天然抵抗这些病原菌的机制，医学上称为免疫机制，那么，也有可能战胜这种病毒。人体的免疫机制包括天然免疫和特异性免疫。所谓特异性免疫是指各种不同病原进入人体后，体内会产生专门对付某一种病菌的免疫力，使得病原菌不能任意繁殖。这样病原菌和人体间就处于一种平衡状态，我们称之为隐性感染或潜伏感染。在医学上，我们将处于这种状态的人称为"健康带菌者",也就是说他们在临床上没有症状,但体内带有一定数量的病菌。虽然带菌人不发病,但这些人可起到传染源的作用。"健康带菌者"在疾病的流行中危害很大,因为如果不做专门检查或特异性试验,他们不会知道自己已感染了某种病原。

病原体与人体两者经常处于斗争状态,如果病原体本身的毒力、数量等占了优势或人体免疫力低下,人就会发病;如果病原体数量少、毒力弱,人体的免疫力强,人就不会发病,或只是处于隐性感染状态。但对于后者来说,一旦机体免疫力下降或某种因素使潜伏在体内的病原体繁殖活动加速,人就会发病。乙肝就是最好的例子。如果保持人体免疫力高涨,大多数乙肝病毒携带者就可以不发病。只要经常检查肝功能,注意营养,不过度疲劳,很多人是可以一辈子不发病的。

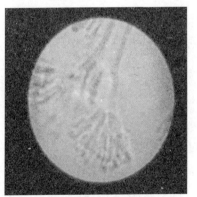

显微镜下的毒霉菌

1928 年,伦敦圣玛丽医院细菌学教授弗莱明在实验中偶然发现了能够大量杀死重要致病菌——葡萄球菌的菌类:青霉菌。杀灭病菌的灵丹妙药——青霉素就此问世。此后,抗生素家族迅速成长起来,在人类与流行病斗争的历史中发挥了极其重要的作用。1969 年,美国外科医生斯图尔特曾乐观地宣称:"抵抗传染病的斗争终于胜利了。"但是人们很快发现,细菌、病毒总是能不断变化以适应新的情况,寻找生存的新环境和新方式。在这个过程中,原本没有毒害的细菌可能会变成致命的细菌,或者有毒害的细菌、病毒可能从其他宿主转向人类。

有人说,人类与病毒之间的斗争更像是一场赛跑。病毒不断变异以期逃脱人体免疫系统的束缚,而人类必须赶在病毒猖狂侵害人体之前研制出它们的克星,以维护自身的安全。

1976 年 7 月,在苏丹南部,一位"G 先生"得了一种奇怪的病,他全身出血,最后痛苦地死去。从他开始,病毒便辐射开来,感染了他的家庭成员、朋友和情人,在被感染的 284 人中有 150 人死亡,死亡率超过了 50%。这就是后来令人谈之色变的埃博拉病毒。与之相类似,登革热病毒、汉坦病毒、马尔堡病毒、西尼罗病毒,都是 20 世纪以来从某些天然宿主传到人类身上的一些热带雨林病毒。

1980 年秋天,一个病得很重的同性恋男子来到洛杉矶加州大学医疗中心,他面容憔悴,嘴里长满像干酪一样的东西,还控制不住地痛苦地咳嗽。他得的是艾滋病,一个人们至今仍在与之搏斗的恶魔。现在很多人相信这种病毒来源于猴子。

虽然不断有新的病毒向人类发起挑战,但今天的人类已非昔比。当今人类已经被高度发达的科技知识武装起来,再也不会像过去那样任病毒肆虐欺凌。在与各种流行病对抗的斗争中,我们国家取得了令人惊叹的成绩。20 世纪 50 年代以前的中国,血吸虫病对于人民的危害是极其严重的,病害流行地区遍及江苏、浙江等 12 个省区,患病人数有 1 000 多万,受到感染威胁的人口则在 1 亿以上。中国政府组织民众进行了大规模的清除污染源等预防治疗工作,这种疾病在短时间内就基本被消灭。麻风、霍乱、鼠疫、水痘、白喉和肺结核等传染病也曾经是危害中国人的大敌,在党和政府的高度重视和组织领导下,全社会动员起来积极防治,这些疾病也已被完全消灭或控制。

《黄帝内经》说:"圣人不治已病治未病。"这是一个以预防为主的医学思想。对于疫病,极其重要的工作在于预防。中国第一部传染学专著的作者张仲景说:"若人能养慎,不令风邪干忤经络,病则无由入其腠理。"我国晋代医学家葛洪在疫病预防方面也有突出贡献,他同样强调预防的重要性。传染病的流行主要有三个环节:一是传染源;二是传染途径;三是易感人群。这决定了要防治传染病,必须从这三个环节入手。

首先就是要管理和控制传染源。传染源是指病原体已在体内繁殖,并能将其排出体外的人和动物。狂犬病的传染源是犬,国家对养犬的管理就是为了控制传染源;流行性出血热的传染源是老鼠,消灭老鼠也是为了消灭传染源。

第二是要切断传播途径。病原体离开传染源后,需经一定的途径才会传染他人,如蚊虫叮咬、水源污染、输血等。消灭蚊子可以预防疟疾;搞好饮食卫生可以减少痢疾、伤寒的发病。专家在传染病流行期间要求接触病人者戴口罩,注意保持室内空气清洁,外出回家后更衣、洗手,尽量少去公共场所,就是要有效切断流行性传染病的传播途径。

第三是保护易感人群。对某种传染病缺乏特异性免疫力的人,就是传染病的易感者。注射疫苗是保护易感人群的最好方法,现在很多疾病可以通过注射疫苗来控制。而一种新的传染病刚刚侵入时,从来没有感染过这种疾病的人群都是易感者。在疾病流行期间注意改善饮食、增加营养、避免过度疲劳、注意锻炼身体,都可增强机体的抗病能力。

从实验室研究到临床研究,科学家们对人类疾病病源的探究历经了近百年时间。正是依靠人类在与疾病斗争中不断取得的进步,人类战胜各种传染病的能力和手段才有了极大的提高,不少长期肆虐的传染病已得到有效的控制,传染病的死亡人数一直呈下降趋势。随着人类对各种疾病认识的不断深入,一个个医学难关也随之不断被攻克,人类摆脱各类疾病束缚的速度日益加快。这种趋势随着当代高新技术的应用,将会变得越来越明显。

　　回顾漫长的人类历程,人类总是在不经意间遭受着这样或那样的灾难。出人意料的各种天灾和疾病,常常使人类备受折磨和煎熬。但人类从来没有屈服过,总是在不懈的斗争中前进。

　　科学的每一次发现,都是人类迈向自由的一步。随着社会实践的发展和科学技术的进步。我们有理由相信:人类完全有能力征服一种又一种疫病。

（陈　铭　李　锋）

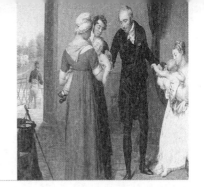

天花与种痘

人无千日好，花无百日红。在人类大约 500 万年的历程中，疾病一直伴随着人类。从某种角度说，人类的历史就是人类不断认识疾病、战胜疾病的历史。天花是人类首次消灭的一种传染病，天花病毒也是迄今唯一被消灭的病毒。今年，距人类消灭天花已经 40 年了。回顾这一历史过程，不仅是为缅怀前辈的成就，更重要的是为消灭其他传染病提供借鉴和帮助。

▶▶ 世界上最可怕的疾病 ◀◀

俗话说"爱美之心人皆有之"，随着我们生活水平的提高，越来越多的人为了让自己变得更漂亮而去做美容，可是在我们地球上曾经横行过一个凶狠的毁容恶魔，在它的魔爪下，人们轻则在脸上和身上留下难看的瘢痕，重则被夺去生命，这个病魔就是最早有文字记载的烈性传染病——天花。

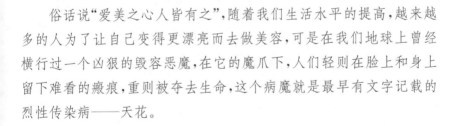

公元 165 年，一场可怕的瘟疫席卷了整个罗马帝国。在它的淫威下，仅仅在罗马，每天都有 2 000 人死亡。这场瘟疫整整肆虐了 15 年，夺走了意大利全国 1/3 人口的生命。瘟疫中幸存的人不是眼睛瞎了，就是面部严重变形。这场瘟疫就是古老的恶性传染病——天花。

天花曾经被称为世界上最可怕的疾病，也是最早被文字记载的烈性病毒性传染病。天花的病势凶险，症状为先发热、呕吐，然后出皮疹，皮疹会经过丘疹—疱疹—脓疱的过程，最后干缩。天花病死率高，对人类危害极大。据统计，大约1/4的病人会被天花夺去生命，侥幸生存下来的病人，脸上丰富的皮脂腺遭天花病毒侵害，常常留下永久性瘢痕，俗称"麻脸"。

在人类历史上，天花的大规模流行曾夺走了数以千万计的生命，尤其是天花流行往往伴随着军事行动而发生，造成的战斗减员常常超过武器杀伤引起的战斗减员。

公元846年，在入侵法国的诺曼人中，突然大面积感染了天花，天花病的流行使诺曼人的首领只好下令，将所有的病人和看护人员统统杀掉。公元11—13世纪，罗马教皇组织十字军远征，在此期间，由于天花在军内流行，致使十字军几乎全军覆没。

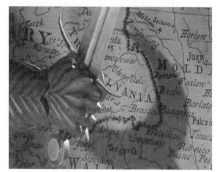

公元11—13世纪，天花这种可怕的传染病使十字军几乎全军覆没

天花病的起源难以稽考，但初期发生可追溯至3 000年前。自公元前450年希腊史学家踏上埃及的土地后，古埃及人留下的木乃伊一具具地出土了，法老拉美西斯、国王图坦卡蒙、皇后诺吉米特……尼罗河岸的古埃及人久远的历史和神秘的文化令全世界惊叹。古埃及人希望以木乃伊的方式令生命不朽，正是古埃及人留下的木乃伊让我们在几千年后依然能够得知病毒是如何侵害生命的。北京大学医学史研究中心张大庆教授指出，在古埃及法老拉美西斯五世的木乃伊上，考古学家发现了他的脸部的天花印记，通过考古学家和古代病理学家研究，证实了这可能是人类历史上目前可知的最早的一个天花病例。

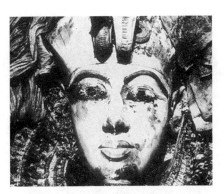
古代埃及法老拉美西斯五世的木乃伊上，考古学家在他的脸部找到了天花的印记

历史上许多皇权贵族都逃不过天花瘟神的黑手。法国皇帝路易十四获得了一颗名叫"蓝色希望"的名贵钻石，只佩带过一次，就染上天花死亡了。他的继承人路易十五索性被禁止触摸它。16世纪的英国女王伊丽莎白一世几乎因天花丧生，后来虽幸免于死，却鬓发脱尽，只得永远戴假发掩丑。此外，如英国女王玛丽二世、俄国大帝彼得二世、法国国王路易十五、德国国王约瑟夫一世等都死于天花。

如果一个种群从来没有接触过某种病毒，那么这种病毒对这个种群会有更大的杀伤力。当欧洲殖民者在15世纪登上美洲大陆的时候，这些欧洲殖民者给原住民带去了多种从未遇到过、因而不具有任何免疫力的传染病，其中最致命的一种就是天花。1520年，西班牙人入侵阿兹台克人的领土时，带去了可怕的天花。当时西班牙入侵者只有500多人，阿兹台克人在首领的带领下奋起反击，就在胜利在望之际，一位战士患上天花，很快天花在毫无免疫力的印第安人中疯狂流行起来，约300多万印第安人成为牺牲品。他们怎么也想不明白，天花为何只杀死印第安人，而入侵者却安然无恙？最后只能归之于白种人的上帝要胜过他们所崇拜的神灵，这是愤怒的上帝对他们的惩罚！从此他们不再抗争，而是驯服地成为基督教的信徒和西班牙统治下的温顺良民。墨西哥就此成为西班牙的附属国。

西班牙人入侵时的墨西哥有3 000万居民，天花的侵袭使他们在40年后只剩下了300万人口，一个世纪后只剩下了160万人口。

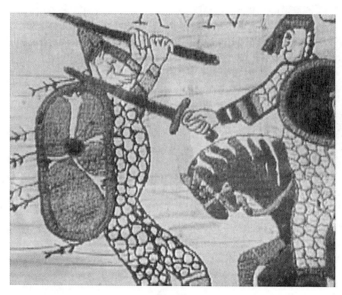

15 世纪,西班牙军队入侵美洲时,他们带去的不仅仅是枪炮,还带去了天花这种可怕的武器,尽管当时他们自己并不知道

另一个强大的印加帝国(现秘鲁及周边国家)也因为天花流行而被皮萨罗率领的 180 名西班牙殖民者轻而易举地征服。北美的殖民者则有意将天花传给印第安人,给他们送去天花病人用过的毯子。在天花的肆虐下,几个原先有数百万人口的主要印第安部落减少到只剩数千人或完全灭绝。在与殖民者接触之前,美洲大陆原有 2 000 万—3 000 万人口,而到 16 世纪末,只剩下 100 万人。

18 世纪,天花在欧洲和美洲大流行。在史料中我们常常可以看到当时人们对天花的无奈。1776 年美国人亚当斯在费城发出绝望的感叹:"天花呀天花,我们能对你做些什么呢?"同年,沙利文将军在给华盛顿总统的一份报告中说:"我们无法执行任务,因为某些军团内士兵全部患天花病倒了。"从这些事件中可以看出,直到 18 世纪,天花的肆虐仍使人恐怖。中国疾病预防控制中心病毒病预防控制所首席专家、中国工程院洪涛院士指出：人类历史上共有 5 亿左右的人死于天花这一疾病，而 20 世纪所有的战争，包括两次世界大战和各种局部战争的死亡人数的总和连这个数量的 1/3 都没有。

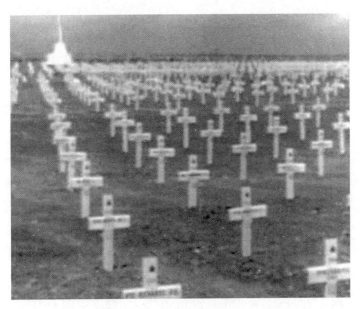

天花的数次大流行共夺去了欧洲 3 亿人的生命

中国古代典籍上最早有关天花的确切记载始于晋代。晋代著名医药学家葛洪著有《肘后备急方》一书。在这本类似现代急救手册的书里记载了多种疾病和民间常用药方，其中关于天花症状的准确描述是世界上最早的文字记载，书中这样写道："比岁有病时行，乃发疮头面及身，须臾周匝，状如火疮，皆载白浆，随决随生，不即治，剧者多死。治得差者，疮瘢紫黑，弥岁方灭，此恶毒之气。"近人根据葛洪《肘后备急方》记载："以建武中于南阳击虏所得，乃呼为虏疮。"认为此病大约是在公元 1 世纪时传入我国，由战争中的俘虏带来，所以又被称为"虏疮"。从此，我国历代典籍常有天花的相关记载，虽然各书所称病名不一，但从所描述的症状，显属天花无疑。唐宋以来，此病逐渐增多，15世纪以后，由于交通发达，人员往来频繁，天花在我国广泛流行，甚至蔓延到深宫禁闱。

　　300多年前的清代，天花更是清宫皇室的大敌。初到中土的满族人由于对天花缺乏免疫力，许多人丧命于天花的魔爪之下，真是谈"痘"色变。崇德四年（1639），清军名将岳托及马瞻在出征时得痘遽逝，故战争时期如遇天花盛行就撤兵。当年清太宗的长子肃亲王豪格奉命入关征战时，心中不无余悸地对大臣何洛会说："我未经出痘，此番出征，令我同往，岂非特欲我死乎？"

　　清朝中的皇子公主，有不少幼年就被天花夺去生命的，仅道光皇帝的膝下至少就有两位公主因天花而夭折。当时蒙古王公只有出过痘的才许入京觐见皇帝，称作"熟身"。否则称作"生身"，不能面圣。可见清帝对天花异常恐惧。一次，宫内的皇后出疹，顺治皇帝吓得躲往南海子，不少王公大臣也惧而避于京城西北的巩华城，清廷上下惶惶不可终日。更可笑的是，有一次顺治躲在南海子，时值隆冬，由于害怕被传染，他下令将周围50丈内所有面部光滑没有麻点（即未出过痘）的居民，不分男女老少，全部赶走。顺治皇帝虽亦经常奔走避痘，但最后仍然不能幸免，24岁就英年早逝。

　　顺治的儿子玄烨，也就是后来的康熙皇帝，虽然侥幸从天花的魔爪下捡回了性命，却在脸上留下了点点印记。北京中医药大学傅延龄教授说，康熙能当上皇帝多亏了天花。因为得过天花的人就不会再得天花了，用现在的话来讲就获得了终身免疫力。当时顺治皇帝在选择继位皇子的时候，德国的传教士汤若望就建议他，应该选择玄烨，因为玄烨得过天花了，以后就不会再得天花，这样的选择听起来也有一定的道理。

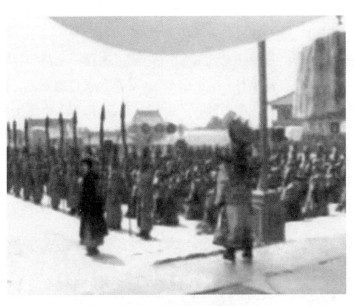

据史料记载，顺治帝和同治帝都是死于天花

不亚于四大发明的人痘接种法

人类在生活实践中经过长期的经验积累，逐渐认识到凡患过某种传染病的人，恢复健康后，一般就不会再患同样的疾病了，即获得该病的抵抗力。人们发现患过天花并得到康复的人就不再得这种病，于是医生们推断，如果有意让人得到轻微的感染，那么他反而会获得免疫力。

面对天花的严重威胁，中国人很早就开始探索防治天花的办法。早在公元 10 世纪的时候，我国的医书上就有接种天花疫苗的防治方法的记载，就是把天花病人伤口上结的痂制成粉末，让健康的人用秸管吸入，或者在皮肤上切开小口，把粉末撒在伤口上。当人受到轻微的病毒感染后，就会获得对天花的免疫力。

我国的医学古籍《痘疹定论》里，记载了这样一个故事：宋朝真宗年间，天花在各地流行，丞相王旦很担心小儿子也遭不幸。他听说峨眉山上有一位道士，能用"仙方"预防天花，连忙派人将道士请到京城。一个月后，那位医师赶到了汴京。医生对小孩做了一番检查后，摸着他的头顶说，这个孩子可以种痘，次日即为他种了，第七天小孩身上发热，12天后种的痘已经结痂。烧退之后，小孩身体也就康复了，以后果然不再得天花。这是我国典籍上有关种痘的最早记载。

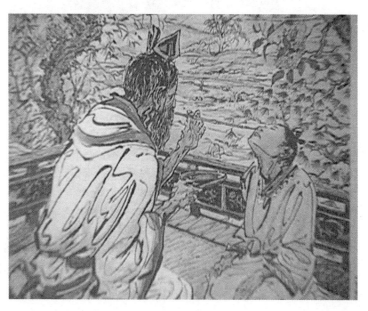

宋真宗年间，一位道士有一个仙方能够预防天花，这种"仙方"是用天花病人身上的干痂研磨成的粉末

这种"仙方"其实不是什么神丹妙药，而是用天花病人身上的干痂研成，含有天花病毒。把"仙方"吹入小孩鼻内，小孩就会染上轻度

天花。这样,体内有了抵抗力,就不会再得天花。我国古代把天花称为"痘",把道士的这种预防方法称为"种痘"。史料记载的种痘法有痘浆法、痘痂法、痘衣法,其中痘痂法又分旱苗、水苗两种,故合计共 4 种方法。据推测痘衣法为最原始粗糙的一种,简便易行,只要将患天花小儿所穿内衣脱下,令未病小儿穿上即可造成一次传染接种,但这种方法成功率较低;痘浆法在早期曾施行,将患儿痘疱挑破,直取其浆接种。后来的吹鼻种痘法一般分为两种:一是旱苗法,即取天花患者的痘痂研成细粉,加上樟脑或冰片吹入儿童鼻孔;另一种就是水苗法,用人的痘痂加入人乳或水,棉花浸之,塞入被种者一侧鼻孔。当然,这些方法的危险性也是存在的,因为接种时病毒量的不确定,本来用于预防的疫苗很可能会导致病毒感染。可以说,每一次接种都相当于一次赌博。有的人种痘后没有效果,也有少数人因种痘而死去。

　　鼻苗种痘法在唐代已趋向成熟,四川、河南一带已施行种痘,但主要在民间秘传,应用不广泛。明代以后,人痘接种法盛行起来。从宋代到元代、明代,有关种痘的专书大量出现,其数量之多,在中医著作中,除伤寒著作外,没有与之能相比的。清代,人痘法的推广还得益于康熙皇帝的提倡。康熙即位之后,当他知道种人痘可预防天花时,立即下诏征集种痘医师,并加以考选。江西的朱纯嘏和陈滢祥两人于是成了皇家种痘师,不但为皇家子孙种痘,而且赴蒙古科尔沁、鄂尔多斯等地治痘及为诸藩子女种痘,康熙皇帝为此特赐府宅并授予官爵。康熙皇帝在《庭训格言》中对自己推广种痘的成绩特别满意。也由于康熙皇帝的重视使人痘接种术得到更大范围的推广。1742 年,清政府命人编写的大型医学丛书《医宗金鉴·幼科种痘心法要旨》中介绍了 4 种种痘方法,其中,以水苗法最佳,旱苗法其次,痘浆法危险性最大。

　　痘苗最初是用天花痘痂制成的，称为"时苗"。实际上就是用人工方法感染天花，所以危险性比较大。后来改用经过接种多次的痘痂作疫苗，称为"熟苗"。熟苗的毒性已减，接种后比较安全。清代医学著作《种痘心法》中有载："其苗传种愈久，则药力之提拔愈清，人工之选炼愈熟，火毒汰尽，精气独存，所以万全而无害也。若时苗能连种7次，精加选炼，即为熟苗。"从这段文字看，我国古代人民在人痘苗选种培育上完全符合现代疫苗的科学原理。这种对人痘苗"提拔愈清，人工之选炼愈熟，火毒汰尽，精气独存"的选育工作，与今天用于预防结核病的"卡介苗"的定向减毒选育而保存抗原性方法的原理完全一致。卡介苗是20世纪初研制的活菌苗，它是把一株有毒力的牛型结核杆菌，通过牛胆汁培养基培养，每3个星期左右传代1次，共传代230多次，费时历13年之久得到的无毒活菌株，然后用来制成了卡介苗。而我国早在公元16世纪60年代，已经有通过人体"火毒汰尽，精气独存"的选育痘苗了。

　　种人痘的技术发明，在世界医学史上无疑是一项重大突破。据英国李约瑟博士考查，公元1700年之前，已有在中国的传教士写信给英国皇家学会，谈到中国种痘之术，但未获重视。清康熙二十七年（公元1688年），俄国医生到北京来学习种人痘的技术，以后这一技术更由俄国传入土耳其。英国驻土耳其大使夫人孟塔古，在君士坦丁堡看到当地人为孩子们种痘以预防天花，效果很好，由于她的弟弟死于天花，自己也曾感染过，就在1717年给她的儿子种了人痘。后来又把

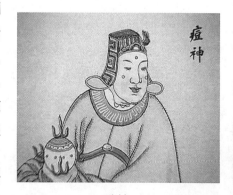

痘神

这方法传入英国，得到英国国王的赞同。不久，种人痘法就盛行于英国，更由英国传到欧洲各国和印度。18世纪后半期，人痘接种法在上述地区已普遍施行，甚至还出现了专门以种人痘为职业的医生（当时种人痘者不一定都是医生）。当时，法国启蒙思想家伏尔泰对中国传来的种人痘法倍加赞扬，他在《谈种痘》的信中写道："我听说100年来中国人一直就有这习惯，这是被认为全世界最聪明最讲礼貌的一个民族的伟大先例和榜样。"自从中国的种痘术传入英国以后，在英国流传达40年。而日本等国，种人痘法是18世纪中叶直接由我国传去的。

　　人痘接种法无疑是中国人民最伟大的历史创造之一，它造福于全人类并促进了医学科学的新发展，其意义不亚于四大发明对世界的贡献。它曾有效地预防了无数次天花流行，拯救了难以计数的生命，也使许多人免于毁容、残废等天花后遗症的折磨。

▶▶▶ 划时代的牛痘接种法 ◀◀◀

　　公元1796年是人类医学史上一个非常值得纪念的年份，这一年的5月17日，一位著名的医生成功地进行了一项具有划时代意义的医学试验——天花接种。这项试验的成功，标志着困扰人类千余年的曾夺走无数人生命的病魔，医学史家们称为"死神的帮凶"的天花，从此被人类制服了。

　　18世纪的欧洲，天花的蔓延所造成的人类的不幸令人惨不忍睹。在不到30年的时间内，欧洲先后就曾有5位国王或皇后因天花而丧生，人们因天花难以遏制的传染而惶恐。面对天花流行造成的严重恶果，一位名叫爱德华·琴纳（Edward Jenner）的英国乡村医生一直思考着对抗办法。24岁时，他从伦敦学医回到故乡，除了给当地人治病外，还是一名训练有素的人痘接种师。他知道传统的人痘法并不安全，轻则留下大块疤痕，重则可能导致死亡。

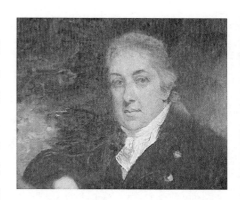

爱德华·琴纳

为了杜绝可怕的天花，有没有更有效、更安全的办法呢？琴纳经常这样冥思苦想，以致常常夜不能寐。机遇往往青睐琴纳这样的有心人，就在他感到举步维艰的时候，一次门诊中的意外发现帮助他迈出了这艰难而又关键的一步。

1768年的一天，在英格兰的布里斯托尔市，一位少女前来琴纳的诊所看病，琴纳根据少女的症状诊断她患的是天花，但是少女解释说："这不是天花。我在奶牛厂挤牛奶时，手指上的皮肤不慎被装牛奶的铁桶碰破了，当时没在意。后来，碰破的手指又接触到奶牛常患的痘疮上，第三天，我手上就生出了几颗小痘疮。这不是天花，几十年来，在我们奶牛厂所有挤奶的姑娘中，没有一个患天花的，只是差不多都患过这种小痘疮。"听了少女的话，琴纳仿佛意识到了什么，然而又有点半信半疑。琴纳带着疑问来到奶牛厂，只见那位少女正和她的同伴们谈笑风生，手上的痘疮全好了。这次门诊的意外收获点燃了他灵感的火花——挤牛奶的姑娘为什么能幸免于天花之难？是不是因为她们染上了牛痘呢？牛痘与天花之间是否就存在着某种内在联系呢？一连串的问号、无休止的思索，琴纳的研究是从牛痘开始的。

进一步的深入调查后，琴纳发现牛也跟人一样会感染上天花，牛痘是牛的一种天然轻型传染病，发病时牛的体温上升、食欲减低外，乳房及奶脐间会发生水疱和脓疱，挤奶时可经伤痕而传染至人的手指部位。牛的乳房上长出的一块块红肿脓疱和天花病人身上的症状十分相似。挤奶女工最初往往会感染上牛痘，但奇怪的是不管是谁只要得过牛痘后从此再也不会患上天花。同样，养马人和马车夫也常会患一种与"马踵炎"相似的疱疮，但从此也获得了对天花的免疫力。琴纳进而又想到：能不能给人接种牛痘呢？如果人也能接种牛痘，那么，人类就可找到预防天花的"秘方"了。

从人痘法到牛痘法，如今看来仅一步之隔，但却是相当艰难的一步。传统的保守势力和习惯性的思维定式，是实现这一跨越的最大阻力。牛天花与人天花、牛痘与人痘，经过无数现象的反复联想与类比之后，琴纳终于跨越了别人认为不可逾越的鸿沟。当他将自己的想法告诉他的亲友时，他的亲友大多数都奉劝他不要去冒这个风险，还是安心行医可靠。然而，琴纳是一个为了事业而奋不顾身的人，他决心要去冒这个风险。

经过十几年的反复观察和试验，1796 年 5 月 14 日，琴纳终于一改以往谨慎行事的作风，选择自己 47 岁生日这天作为给人类接种牛痘的试验日，被试验的对象是一位活泼聪明的 8 岁男孩。琴纳怀着激动而期待的心情，将挤奶姑娘尼尔姆斯手臂上感染 14 天后的牛痘疱疮浆液挤出一点，把它"种"在 8 岁健康男孩菲浦斯臂上用针划出的两道约 2 厘米长的浅痕上。随后几天，琴纳对接种的男孩进行周密的观察，小孩从第四天起，浅痕上出现丘疹—水疱—脓疱—结痂—脱痂等一系列典型的初发反应，整个过程历时半个月，小男孩全身仅轻度不适。一个星期后，事实终于证明：人接种牛痘的实验成功了。但是，接种了牛痘的人是否就肯定不患天花呢？一个更为严峻的

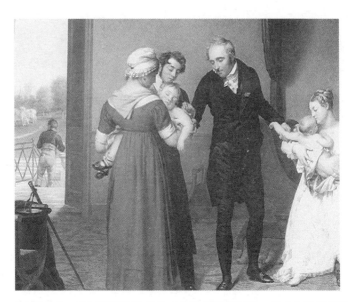

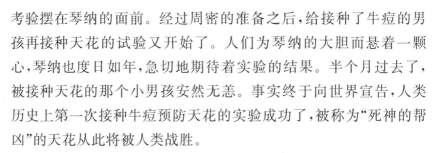

1796 年 5 月 14 日，琴纳选择自己 47 岁生日的这天为一位 8 岁的男孩接种牛痘

考验摆在琴纳的面前。经过周密的准备之后，给接种了牛痘的男孩再接种天花的试验又开始了。人们为琴纳的大胆而悬着一颗心，琴纳也度日如年，急切地期待着实验的结果。半个月过去了，被接种天花的那个小男孩安然无恙。事实终于向世界宣告，人类历史上第一次接种牛痘预防天花的实验成功了，被称为"死神的帮凶"的天花从此将被人类战胜。

1798 年，琴纳的《牛痘来源及其效果研究》一书问世，极大地震撼了社会各界，还招来了同行和教会的合力攻击。同行指责琴纳用人体做试验"不人道"；教会攻击他"违背了上帝的旨意"，有损上帝把人放在"万物之灵"位置的特殊安排。人的命运竟要由牛的脓包疮来决定，这是教会乃至医学会所断然不能接受的。英国皇家学会不相信这位来自穷乡僻壤的普通乡村医生能制服天花，他们把他当作沽名钓誉、哗众取宠的"骗子"，拒绝接受他的论著。格洛斯特医学会的同行们则攻击他"践踏"了希波克拉底《医生誓言》，要开除他的会员资格。还有许多人认为，接种牛痘说不定什么时候会像牛一样长出尾巴和犄角。教会更为恶劣，把他看作是"魔鬼的化身"，诅咒他应该下地狱。

但是，琴纳并不是那种轻易在指责面前低头的人，他深受其老师——名医亨特实验主义观点和严谨学风的影响。他一生牢记亨特的告诫："不仅要思考，更要做试验。"琴纳选择了保持沉默，他回到家乡，继续为村民们免费种牛痘。他的义行获得好友们的支持，大家帮他在自家的花园里，建了一个小屋，并取名为"牛痘圣殿"。他在这座"圣殿"里忙碌地为村民种痘之余，也继续到各地宣扬接种牛痘的好处。他的一名邻居杰克·亨德森说："琴纳从未以自己的发明来谋私利，相反从事种痘的工作还影响了他自己的医务和生活。他真是一个人格高尚的医生，令人敬佩。"

面对种种责难和疑惑，琴纳又于 1799 年陆续发表了关于牛痘接种的一系列文章。1800 年，琴纳在一篇文章里写道："虽然我没有十足的信心，但请容许我祝贺国家和普通大众，一种解方将能使一个每小时都夺走人命的疾病，一个被视为人类最严重灾祸的疾病，从地球上永远销声匿迹。"在当时，同行中多数人持怀疑和否定的态度，也有少数人对他的发明产生了极大兴趣，其中就有伦敦两位著名的医生皮尔逊和伍德维尔。伍德维尔还发现牛痘接种者可以是未感染牛的传染源，为以后大量生产牛痘苗提供了依据。

琴纳的研究成果很快被译成德、法、荷、意和拉丁文在各国发表。琴纳的成果既有理论依据，也有病例的证明。1798 年，英国、法国、俄国等地区又流行天花，这时经过琴纳接种牛痘的人已经有了 2 018 人，这次的天花流行时期，这 2 018 人没有一人传染到天花，他的发现得到了一次有力的证明。曾经反对他的人转而赞美他对人类的贡献，祝贺的函电像雪片般飞进了他的诊所里。流言遮不住真理，牛痘法最终被英国政府接受。1802 年和 1807 年英国议会先后授予琴纳 1 万和 3 万英镑奖金；英王乔治五世封他为爵士，英国下议院颁赠他 2 万英镑奖金，俄国沙皇派专使到英国赠送他金戒指的荣誉；牛津大学授予他荣誉医学博士学位。此外，还在伦敦建立了新的研究机构——皇家琴纳学会，由琴纳担任首任主席。在这里，琴纳将自己的全部精力投入到研究工作之中，团结和培养了许多青年研究者。

琴纳的牛痘接种法简便、安全而高效，到 19 世纪初，接种牛痘的技术在欧洲许多国家推广开来，随后成为全球各个国家和地区普遍使用的一种预防天花的方法。1803 年，西班牙还特地派遣医疗船队向所有海外属地推广实施牛痘法，这一环球航行历时整整 3 年。当时的英法是交战国，但琴纳的名字深受拿破仑的敬重，拿破仑称他是"人类的救星"。德国人把琴纳 5 月 17 日的生日作为盛大的节日来庆祝，人们盛装浓抹、载歌载舞、开怀痛饮，举国上下欢呼人类的新生。

嘉庆十年(1805)，英国东印度公司所属的医生皮尔逊，首度使用从马尼拉经海路带到澳门的活体疫苗，为当地的小孩种牛痘。当时的一个南海商人在澳门经商，研习牛痘接种后，在洋行会馆开设牛痘局，种牛痘法遂传入广州。因为牛痘比人痘更加安全，我国也逐渐用牛痘代替了人痘，并改进了种痘技术。随着牛痘的广泛接种，特别是 1966 年以来，世界卫生组织制定了行之有效的流行病学策略，以牛痘接种法为武器，展开了根除天花的全球性大行动。1977 年 10 月在非洲索马里发现的一名天花患者，是人类传染病史上最后一例天花病案。1979 年 10 月 26 日，世界卫生组织在肯尼亚首都内罗毕宣布全球消灭天花。为了充分证实这一点，世界卫生组织还别出心裁地设立 1 000 美元的悬赏，此后首先鉴定出一例天花患者的人，就可获得这笔奖金。可喜的是,这笔奖金至今无人问津,说明天花确确实实已寿终正寝。这是人类与传染病斗争的一次重大胜利。

作为牛痘接种法的发明者,英国医生琴纳确实功德无量。琴纳的一生,忙于给村民治病,忙于研究治疗天花的办法,直到75岁时才听从友人的劝告,回到巴克莱乡间的农场过上退休生活。1823年2月18日的清晨,78岁的琴纳逝世,巴克莱所有教堂里都响起了钟声,悼念这位对人类健康做出巨大贡献的乡村医生。琴纳去世后,英国伦敦为他立下塑像,让人们永远记住这位伟大而平凡的医生。他的墓碑上写道:"碑石的后面是人类伟大的名医、不朽的琴纳的长眠之地。他以毕生的睿智为半数以上的人类带来了生命和健康。让所有被拯救的儿童都来歌颂他的伟业,将其英名永记心中……"这也正是历史和全人类对琴纳的高度评价。

天花是目前为止人类唯一消灭的传染病,所以现在已经不需要接种牛痘预防天花了,而天花病毒毒株也被严密保存在世界上几个实验室里。如果说牛痘接种法曾作为人工免疫法的先驱,那么现在则完全有理由认为,人痘接种法是更早的、真正的先驱。人痘接种法当之无愧地是现代免疫学滥觞之源。中国古代发明的人痘接种术传至世界各地,然后由琴纳加以改进为牛痘接种术,再以后是牛痘术在全世界的推行和改进。中国古代人痘接种术创始之功不可没,中国人痘接种术永远彪炳史册。

对天花的深入研究

一首流行歌曲这样唱道"不是我不明白,而是这世界变化得太快。"这个世界的变化可谓日新月异,40年前人人都接种的预防天花

的牛痘,对今天大部分青少年来说,简直就是天方夜谭。他们不知道
什么是天花,甚至不明白为什么上一代人的膀子上会有两个难看的
疤痕。

　　病毒一次又一次地袭击人类,人类总是顽强地躲过了一次又
一次的劫难,直到 18 世纪末英国医生爱德华·琴纳发现"牛痘"
技术防御天花,开创了人工免疫学,人类社会才慢慢研究出一套
对付病毒的办法,并开始强调预防胜过医治,强调建立现代化的
公共卫生系统。

　　预防医学以战胜天花传染、消灭天花为荣,是人类预防医学史
上最伟大的事件。"预防胜过医治"就是从天花疫苗开始的,战胜

天花的关键是普种可靠的疫苗及定期复种,使用了几个世纪的天
花疫苗不是由天花病毒制成的,而是由牛痘病毒制成的。牛痘病
毒与引起天花的病毒不一样,但是与天花病毒同属一类。人类由
天花疫苗推而广之,更加清晰地确认了疫苗的工作原理:将一个存
活的病毒减毒后,注射进健康的人体,引发一次极轻微的此种疾
病,唤醒调集人体中自然的抵抗力,从而对此病毒产生免疫。后
来,威胁人类生命的许多疾病通过疫苗接种法得以预防或根
除。20 世纪,诸多疫苗的采用使人类的预期寿命大幅度提高。许
多孩子哭着打过一针又一针预防针,但在这童稚的眼泪中,无数家
庭收获了远离疾病的幸福。

　　随着科学的进展,人们对天花病毒有了更深入的了解,并进一步
弄清了它的致病机制。在生物技术不断取得重要进展的当代,科学
家们正在借助分子生物学的手段,对危害人类数千年的病毒进行深
入的研究。由于包括病毒在内的任何生命体的生理过程和病理过程
都是由它的遗传物质决定的,因此如果把病毒的基因组破译以后,我

们就能在分子水平上对病毒有更深刻的认识,将有助于我们在今后对病毒的控制。病毒的结构相对简单,所以它成为了解生命和改造生命的重要工具。病毒基因工程国家重点实验室金奇主任指出,因为病毒相对较小,在人类基因组实施以前,很多种病毒基因组已经被相继破译了。20世纪末,我国科学家在世界卫生组织协调下,与国外同行一道完成了天花病毒的全序列分析。此后,病毒基因工程国家重点实验室独立完成了与天花病毒类似的痘苗病毒基因破译。通过研究,科研人员发现天花病毒的能够被消灭,主要得益于天花病毒本身基因组变异非常小,而且天花还有一个天然存在的弱小兄弟——牛痘,这种与天花病毒类似但不致命的牛痘病毒的存在,使得天花成为目前唯一被人类消灭的疾病。

在新的世纪里,医学科学家仍在不懈努力,他们的研究领域拓展到许多人们谈之色变的疾病,艾滋病、肝炎、癌症等疫苗都有希望被研制成功。正是借助现代基因技术的发展,科学家现在正尝试让预防天花的"牛痘"疫苗重放异彩,要把它进行基因改造后用于防治艾滋病。近日,日本的一个研究小组在艾滋病疫苗研究上已取得进展,疫苗在猴子身上的实验已获成功。制作这种疫苗,简单说来就是在预防结核的"BCG"疫苗和预防天花的"牛痘DIS"疫苗中,分别掺入艾滋病病毒基因。"BCG"和"牛痘DIS"疫苗早已广泛应用,因而新疫苗不仅安全性高,而且成本较低。

天花在全球被消灭后,为防止天花而进行的牛痘免疫接种也就不再必要。现在,天花病毒

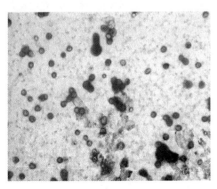

天花病毒

仅保存在某些实验室,天花也成为一个历史的名词。在美国,从1971年开始,就不再接种天花疫苗,人们几乎完全忘记了这一可怕的传染病,但就在2003年,天花成为美国媒体中的一个话题。在美国与伊拉克战争的背景下,美国人却担心伊拉克拥有这类病毒。为此,美国政府花费4.28亿美元的巨资来购买有关疫苗,以防万一。因为天花是由病毒传播的,最大特点是繁殖快、高度传染、危害严重、发作快、难治愈、病死率高。同时病原体存活力强,毒性大,容易通过空气传播,在感染天花病毒后的15—20天内致死率高达30%,除非事先接种疫苗,此外无特殊的治疗方法。难怪有人说,天花病毒是很危险的生物武器,所以美国政府在准备对伊拉克动武的同时颁布了一项应急计划,要求各级政府部门准备好,在美国遇到恐怖分子的生物武器攻击时,能够保证在5天完成对全美人口预防天花的免疫接种。从这件事上,使我们再次认识到接种疫苗的重要性。

在人类征服天花的历程中,中国发明的人痘接种法和琴纳发明的牛痘接种法让猖獗数千年的天花最终被人类所战胜。正是在与疾病不断斗争中,人类战胜各种传染病的能力和手段都有了显著的提高,不少长期肆虐的传染病得到了有效控制。近两个世纪以来,人类战胜疾病的速度越来越快,能力也越来越强。威胁人类生命的许多疾病通过疫苗接种法得以预防或根除。人们有理由相信,终有一天,癌症、艾滋病这样的不治之症也会像天花一样被攻克。

（周　俊　陈晓夏）

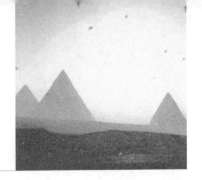

痨病与卡介苗

很多人都读过鲁迅的小说《药》，在这部小说当中有这样的描述：华老栓为了给他几代单传的儿子治痨病，买通刽子手，讨来了"人血馒头"，据说吃了人血馒头，痨病就会"包好包好"。可惜的是，到了最后，华小栓的痨病也没有被人血馒头治好。曹雪芹笔下《红楼梦》里面的林黛玉，也是因为同样的疾病而香消玉殒。

与当代作家不同，当时的艺术家把由于肺结核病这种特殊疾病所造成的病态美，作为他们追求浪漫主义的目标。这种病态的审美标准，在法国作家小仲马创作的《茶花女》中，得到全面的体现。

小仲马在描述玛格丽特的外貌时，除了写出她异常艳丽的外貌和"难以描绘的风韵"外，还特别注重对女主人公那肺结核病患者所独有的特征描写，他写到她因疾病的消耗而身体显得"颀长苗条"；她因时有低热而脸颊呈深红的"玫瑰色"，这其实是病态的红晕。但是无论艺术家们的态度如何，那个时候得了痨病，多数患者最终的归宿就是死亡。

在人类有文字记载的历史当中，痨病确实造成了许多人的死亡。痨病包括肺结核、肠结核、支气管结核等多种疾病。今天，这些疾病似乎并不可怕，因为它们并非不治之症。但在19世纪80年代以前，结核病却是人类历史上相当猖獗的恶魔，它曾经夺走无数人的生命，令人谈之色变。肺痨也就是现在说的肺结核病，在治疗药物和疫苗发明之前是痨病中最主要的烈症，还被称为"白色瘟疫"。

▶▶ 古老的白色瘟疫 ◀◀

结核病是一种古老的疾病，早在公元前 500 年新石器时代的考古资料中，就发现有脊椎结核的证据。在埃及金字塔建筑时代，有人在埃及第 24 王朝的木乃伊中发现脊柱结核。公元前 460—370 年，已有描述肺结核症状和肺内病变情况的医学记载。1810 年，国外学者根据痨病所具有的结核病的病理特征，开始把痨病改称为结核病。

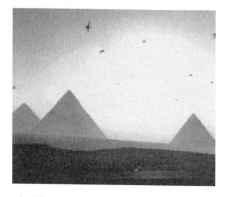

埃及第 24 王朝的木乃伊中发现有脊柱结核

中华医学关于结核病也有许多记载：公元 3 世纪以前，《黄帝内经素问》所载"传乘"，其症状有"打骨枯槁，大肉陷下，胸中气满，喘息不便"等；东汉张仲景的《金匮要略》中描述"虚痨"，有"手足烦热、盗汗、虚烦不得眠"等症状，这些症状都与肺结核及淋巴结核症状相似。晋代的葛洪甚至已初步认识到结核病是一种家族性、传播性的慢性疾病。

在古代，人们设想肺痨可能是肺生虫所致，咳嗽严重时，会咳出血来，那准是由什么"虫子"在肺里面钻洞造成的。公元 8 世纪，唐代王焘援引《苏游论》说："肺痨热损肺生虫，形如蚕，在肺为病"，设想"虫"可能就是肺痨的病原体。明代还有一位刘渊然研究痨病以后说，肺痨常常是先由各种原因耗伤元气，减低了抵抗力，然后痨虫之

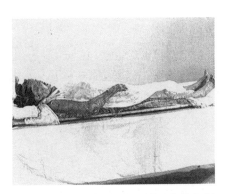

在长沙出土的汉墓马王堆遗址中的女尸也有肺痨的征象

类的外来病原体侵入体内而导致发病。还有医家进一步指明，凡是得了这样的病，"便宜早治，缓则不及事矣"。还提出"凡亲近之人不能回避，体若虚者可服补药"。由此看来，传统医学对肺结核发病的认识，是从人体本身和病原体两方面来考虑的，对症状的描述也相当细致。这种后来被称为"痨病"的瘟疫，首先损害的就是肺脏。在长沙出土的汉墓马王堆遗址中的女尸，也有肺痨的征象。

很久以前，我国人民就摸索用草药来治疗痨病。三国时期的名医华佗和以后的古代医学著作中，都曾经记载了用麝香、丁香等制成香囊，悬挂在病人的居处来治疗痨病。古代阿拉伯人也曾用蝗虫治疗结核病。

在人类有文字记载的历史中，结核病造成了大量的死亡，尤其是在工业革命中，结核病夺去了更多的生命。至于结核病为什么被称为白色瘟疫，这可能是由于要把它与5个世纪前席卷欧洲的黑色瘟疫——黑死病区分开的缘故。

19世纪，许多人曾被这种缓慢而无情的疾病夺去亲人。据统计，从滑铁卢战役到第一次世界大战爆发前，在20—60岁的成年人中，肺结核的病死率达到95％以上。肺结核是一种不良的疾病，同时又是被称为一种艺术家的疾病，因为世界上的一些著名艺术家，如肖邦、拜伦、卡夫卡、劳伦斯以及中国的鲁迅、郁达夫都患有肺结核，而音乐家肖邦、文学家托尔斯泰就死于肺结核病。

19世纪，部分欧洲国家结核病流行已经达到了相当严重的程度。在历史上，结核病的发病有两次高峰，第一次出现在18世纪中叶工业革命兴起后，由于未感染人群从农村涌入城市，到那里去做工，他们的居住环境、生活环境都比较恶劣，接触到结核菌以后，没有抵抗力，因此引起大批的感染、丧生。在恶劣的工作和生活环境条件下，结核病患者迅速增多，形成流行高峰，仅英国结核病的病死率就达原来的好几倍。

第一次世界大战以后，由于战争引起饥荒，战争引起经济衰退，又导致了一些国家城市贫民结核病的发生率增加，结核病出现了第二次高峰。欧洲医学家称结核病为"消耗病"，这种病能够"传之旁人，乃至灭门"。炮火的硝烟伴随着瘟疫，使得结核病更加猖獗。在当时的条件下，有大约一半左右的结核病患者告别了人世，还有约1/4的结核病患者不死不活地挣扎在死亡线上，忍受着结核病的煎熬。20世纪下半叶是人类与多种疾病全面开战的年代，在欧洲有180万难民在流浪，许多古老的疾病在饥饿和贫穷之下就此蔓延开来。

结核病首先侵害的是肺脏，这是因为肺脏有着它的特殊性。关于肺脏的描述，汉朝许慎所著的《说文解字》中说："肺，金藏也。从肉，市声。"中医著作里面，对肺的描述非常丰富——肺的位置在人体是最高的，它覆盖整个五脏，像一个华盖一样，所以肺为华盖；同时肺主呼吸，所有的气体都出自于肺；它又主管人体的水液；肺朝百脉，它又和全身血液相关联。中医有肺为娇脏的说法，娇到什么程度呢，侵之毫毛而犯肺，只要人的皮毛受外邪侵袭，就有可能侵犯肺。

肺脏的作用是把氧气输送到血液中去，再把体内的二氧化碳送出体外，血液一旦包含生命所需要的氧气之后，就可以通过人体的循环系统满足全身的需要。无数条支气管连接着数以亿计的肺泡，使肺脏像海绵一样轻软,如果把肺泡平铺起来面积足足可以覆盖一个篮球场。人的肺脏首先接受外来空气,有人形容肺就像不断承受脏东西的场所,也是结核菌最好的温床。

结核病在过去没有特效药物产生之前,被称为是富贵病——得了结核病以后没有什么好办法,唯有静养。老百姓还有一句话,叫"十痨九死",所以那时人们确实觉得这痨病很可怕。结核病是慢性传染病,可侵及许多脏器,以肺部受累形成肺结核最为常见。排菌患者为重要的传染源,人体感染结核菌后不一定发病,当抵抗力降低时,才可能发病。病人表现为低热、消瘦、乏力与咳嗽、咯血等呼吸系统症状。

元 凶 找 到 了

人类在寻找结核病致病元凶上一刻也没停止:1803 年,有学者认为干酪样物质是结核病的重要特点;1843 年,有科学家将肺结核的干酪样物质注入兔子体内,经过观察兔子感染了结核病,从而证实了结核病有传染性。到了 1865 年,科学家通过动物实验,进一步证实了结核病的传染性,但是却仍然找不到传染病的病原体为何物。直到 1887 年,病原菌的研究才有了突破性进展。

结核杆菌是由 19 世纪德国著名的细菌学家罗伯特·科赫发现的。正是由于德国细菌学家科赫首先发现了结核杆菌,人类才开始征服结核病这个"慢性杀手"。

1843 年,罗伯特·科赫出生于德国的一座小镇。科赫从小就很喜欢与昆虫打交道,经常趴在地上观察它们的活动。父亲发现孩子对小昆虫感兴趣，给他买了块放大镜。1862 年，19 岁的科赫考入大学学医，从此踏上了医学之旅。

当时在医学界有一种猜测，这种猜测是源于法国著名的微生物学家巴斯德，他认为传染病是由某种微生物引起的，但又无法通过观察加以证实。巴斯德的这种猜测引起科赫极大的兴趣。大学毕业后，科赫在一个小镇上行医，一心想为医学研究事业做出贡献。

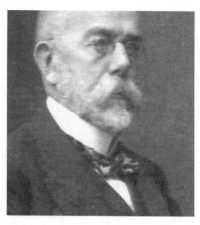

结核杆菌是由 19 世纪德国著名的细菌学家罗伯特·科赫发现的

1875 年，科赫发现了炭疽杆菌，从此在世界医学领域获得极大的荣誉。1880 年，科赫在柏林设立了研究室，还有了自己的助手。从 1881 年开始，科赫利用便利的工作条件，开始了探究肺结核病因的实验。每当医院进行结核病患者尸解时，科赫必定到场，带走一些结核病患者的结节，并把这些结节弄碎，涂在玻璃片上，然后放在高倍显微镜下观察。但是，一次次的涂片上并没有发现什么异常的微生物。科赫设想，致病菌会不会和周围物质颜色相同呢？科赫和他的助手决定用染色法试试看。他耐心细致地逐片观察，果然在显微镜中发现了颗粒状的亮点，这些亮点有的单个分散着，有的相互排列在一起。科赫发现结核菌是透明的，用显微镜看不见。因此，他就用色素染色的办

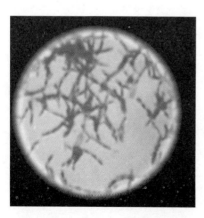

蓝色素染出的结核杆菌

法,把患结核病死亡者的肺进行染色,最后发现结核菌是棒状的。大量观察结果都显示,这些颗粒状的亮点都是同一种结核菌。科赫不仅发现了结核杆菌,而且把这种纯培养菌接种到动物身上,使动物也感染了结核菌病,完成了结核杆菌的体外培养试验。由于科赫的一系列研究,证明了结核病真正的致病微生物就是结核杆菌。

1882 年 3 月 24 日,科赫在柏林大学做了一场"关于结核病"的学术报告,公布了自己发现结核杆菌的研究成果。结核杆菌的发现,为药物和治疗方法的研究提供了科学的依据,为人类征服结核病这个恶魔奠定了坚实的基础。1905 年,科赫因他在科学上的卓越贡献而获得了诺贝尔医学和生理学奖。

寻找消灭结核杆菌的方法

认识病菌只是第一步,人类能消灭这些病菌吗?就在科赫找到了结核菌的十几年后,1895 年,德国物理学家伦琴发现了 X 射线,这一发现不仅仅是物理学的一大成就,同时也有力地推动了医学的发展。诊断技术的发展,为结核病的检查诊断提供了更为直接的条件。

19 世纪 40 年代末期,30 多部装有 X 光机的汽车从英国各地集结在英国北部最大的城市——格拉斯哥,当时那里正在举行为期 5 周声势浩大的防痨运动。人们认为只有打一场人民战争才有可能征服这种疾病。

那时的格拉斯哥是西欧肺结核病发病率最高的一个地区,广场前一字排开的白色"透视车"前,排满了前来检查的男女老幼,尽管来检查的人们脸上显得很轻松,但他们不愿意在能够显示肺脏的机器

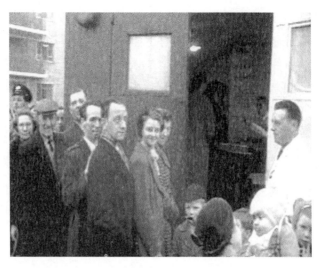

格拉斯哥曾是西欧肺结核发病率最高的一个地区,广场前一字
排开白色的"透视车"前,排满了来检查的男女老幼

前证实自己有病,因为那时还并没有一个有效的办法来治疗肺结核。

结核病是当时危害人类健康的最大杀手,在一个家庭里,常常是一位成员得了结核病,吐血、憋气、夜间咳嗽,病情恶化,不久就死了,后来可怕的结核病又传染给其他家庭成员。有无数的家庭因为结核病而从此不再完整。那时提起肺结核,就像今天提起艾滋病、癌症一样让人胆战心惊。虽然人们尝试了各种办法对付结核病,但是奇迹并没有像人们所期待的那样出现。

当时对付结核病的办法是休息、营养、空气和阳光,因此国外建立了许多结核病疗养院,结核病患者每天躺在阳光下休养,试图让其体内产生抵抗力。有些时候,疗养能起作用;有些时候,疗养却根本什么作用也没有,结核病人只能在祈求中度日。在疗养盛行的年代里,人们认为把结核病患者诊断出来比不诊断出来为好,这样可以让病人休息,加强营养,并防止传染别人。由于肺结核不断夺去人们的生命,科学家们也在不断寻找着有效的治疗办法。

患结核病的人各个年龄段都有,有时候医生也采用外科手术治疗。英国就采用过手术切除几根肋骨从而缓解肺内压力的办法。那一时期,医学家还尝试着用人工气胸的办法,也就是将空气注入胸腔内,将肺组织压缩,减少肺脏的血流量,让肺脏被动"休息",以减少结核菌扩散的可能性。后来医生们又采用同样的原理,以制造人工气腹的办法治疗肺结核,但这种尝试终因手术的危险和有严重的后遗症,而被逐渐停用。

在科赫发现结核杆菌以后的 60 年间,人们面对结核菌的肆虐束手无策,直到 20 世纪 40 年代,情况才有了转机。

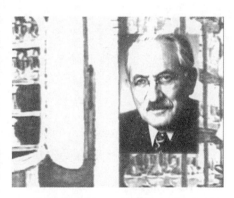

1939 年,俄罗斯裔的美国微生物学家瓦克斯曼在土壤中发现了一种链丝菌

1939 年,俄罗斯裔的美国微生物学家瓦克斯曼在土壤中发现了一种链丝菌,这是一种从土壤里提取出的抗生素。经过实验研究,他发现链丝菌对于结核杆菌具有强效的抑制和杀伤作用。结核杆菌是引起结核病的病菌,而当时已投入临床使用的青霉素对结核杆菌不起作用。这样,链霉素的发现与研制成功,便为治疗结核病提供了有效的抗生素,瓦克斯曼也因此获得 1952 年的诺贝尔生理学和医学奖。他是继青霉素的发明者之后,另一位被人们永远怀念的抗生素元勋。

此后,科学家又发现了雷米封、利福平,还有对氨基水杨酸等一系列抗结核病药物,这些药物相互配合应用到病人身上,使得结核病的临床疗效大为提高。

用化学药物杀伤结核菌，是传染病治疗史上新的里程碑。此后，结核病的治愈率达到90％以上，复发率低于3％，是非常了不起的成就。随着居住条件和人群总体健康状况的改善，结核病例开始减少。然而结核杆菌并没有因为被发现，而从此销声匿迹，它似乎变得更加疯狂了。

▶▶ 卡介苗的发明 ◀◀

根据流行病学的研究，全球总人口的1/3有可能受到结核杆菌的侵犯，在这个庞大的感染人群里面，并不是所有的人都会发生疾病，每年大概有1 000万人会成为新的结核病患者。就在结核病在我们身边徘徊不去的同时，人类也在不断地寻找能够战胜传染病的武器——疫苗。

19世纪80年代，法国科学家巴斯德发明了以减弱毒力的细菌预防某些疾病的方法。法国微生物学家卡默德和介兰从中受到启发，他们密切合作，希望能制造出一种预防结核病的疫苗来。开始的实验并不顺利，应用死的结核菌做疫苗，接种在人身上后并不能产生有效的抵抗力，而应用活的结核菌疫苗却可能使被接种人患上可怕的结核病。1907年，卡默德和介兰开始培养一株从患结核病的牛的乳汁内分离出来的致病力很强的结核菌。他们将该菌培养于含有牛胆汁的马铃薯培养基中，每隔3周移种1次，在培养移种过程中，用动物进行了230代的特殊移种培养。整整耗费了13年的光阴。卡默德和介兰的恩望终于实现了，到了1920年，他们终于将结核杆菌的疫苗培养成功。

1921年，灭毒的活结核菌苗首次被应用于人类，以后逐渐普及到世界各国。它不仅不会使人感染可怕的结核病，反而可以使人体对结核菌产生抵抗力。卡介苗是减了毒的结核菌，把这种减毒的活的结核菌疫苗接种注入人体，就使人体产生对结核菌的免疫力，而又不受到结核菌的伤害。卡介苗的接种，可以有效地防止新生儿急性播散性结核和急性重症脑膜炎的发生。

为了纪念这两位为研制疫苗付出艰苦劳动的科学家卡默德和介兰，人们把这种疫苗称为"卡介苗"。直到今天，卡介苗在结核病的防治工作中，依然起着相当重要的作用。

在谈到卡介苗的时候，我们一定要记住这个名字——王良。王良是我国早期从事防痨工作的学者之一。在临床工作中，他亲眼看见不少青壮年死于肺结核，深感痛心。1931年，他去法国留学，向卡介苗发明者卡默德和介兰学习研究卡介苗的培养和接种技术。1933年，他带菌种回国，开始在国内自己的实验室培养制造卡介苗，并率先在国内给婴幼儿接种。新中国成立后，他受命组建西南卡介苗制造研究所，并为提高卡介苗质量和探讨其免疫机制做出了贡献。

为了便于卡介苗的检定并延长保存期，我国在20世纪40年代研制出了冻干卡介苗，50年代以后，又创制出皮上划痕接种法。尽管在那以后的20年间，关于卡介苗的保护力仍有些争议，但直到目前为止，卡介苗仍然在结核病的防治工作中起着不可替代的作用。

徘徊不去的幽灵

卡介苗在预防结核病方面是确实有效的，但是这并不等于说人们接种卡介苗以后，一辈子就一劳永逸再也不会得结核病，专家提醒人们，如果在人生的某一阶段免疫力低下，那么还有可能得结核病。

资料显示，一例结核病患者若未被检查出，一年可能感染 10 人。这样看来，大部分结核病患者并不知道自己是怎么得的病，这也说明，潜伏着的结核病仍在威胁着我们的健康。

结核杆菌本身也在不断地变化，以对抗人类制造的一些药物，由于治疗不规范或者是由于种种原因病人配合不好，因此就出现了所谓的耐药菌株。正如同大自然中各种不同的生物，都需要找到一个适合生存的方法，人类在和结核病的斗争过程当中此消彼长。

耐药问题在链霉素出现不久就曾经出现过，那时候人们也采用了联合用药的方法加以克服。直到今天耐药问题仍然存在，为了解决这个问题，科学家们在治疗中特别强调 10 字方针，那就是：早期、联合、规律、适量、全程。

耐药问题引起了各国科学家的重视，针对结核病变异产生的耐药性问题，他们又进一步采取了提高人体自身免疫力的方法。20 世纪 90 年代，英国和中国先后研制成功了"母牛分枝杆菌"的药物，简称微卡。人们在与结核病的斗争中又前进了一步。

抗耐药结核杆菌是人类与结核病斗争的产物，这就好像装甲与反装甲一样——结核菌好比一个装甲车，药物就好比穿甲弹，在一开始的时候，穿甲弹可以一下子把装甲打透，也就是说，药物可以一下子抑制结核菌。但是与此同时，结核菌开始为自己准备更强大，更厚实的装甲。接着药物学家又发现更强力的穿甲弹，去攻破这个结核杆菌。因此在这个斗争中，攻守双方此消彼长，人类对抗结核药物的研制，也不断地向前发展。抗生素的合理使用使结核病防治工作发生了巨大变化。

▶▶ 我国有完整的结核病防治体系 ◀◀

结核病是一种慢性传染性疾病，它的治疗周期长，药物的毒副作用及反应较大，在治疗过程中要根据病情不断更改治疗方案。因此，结核病的治疗是非常专业化的。我国早在 1950 年就开始有了结核病治疗分类方法，这些方法在结核病防治中起到了重要作用。1950年 8 月，中华医学会第六次大会在北京召开，将防痨委员会改名为结核病科学会。

我国有非常完整的结核病防治体系，各省、市、区、县均设有防治所，只要是结核病患者出院以后，立即就有当地结核病防疫部门的人员为其登记，指导并监督用药，必要的时候还要亲眼看着患者将抗结核药物口服进去，并要定期为患者进行 X 光透视检查。这使得我国结核病防治工作大有起色。

我国也相应规定了新发现的结核病患者在治疗早期应当采取的措施，比如职工应当全休，学生应当休学。有明显临床症状的，结核病明显恶化的，有严重合并症、慢性纤维空洞型肺结核病患者，或长期排菌、病情反复恶化的病人，应住院治疗。尽管我们发现结核病的主要方式是依靠病人主动到医院去看病，来获得诊断，但是对于某些特定的区域和一些重点人群，进行结核病的普查工作还是相当有必要的。

面对肺结核病患者时，应主动采取预防措施，但是一些结核病患者因怕受到别人的歧视，往往不愿意将真相说出，这样就给结核病的防治带来了一定的难度。有些情况是需要特别注意的。比如当前有许多年轻人是从偏远山区来到城市就业,因为那里人员流动性小,受到结核菌感染的机会少,所以自身免疫力低,一到城市以后就容易受到核菌感染。

人口的流动带来商机,同时也给结核病造成传染的机会,越是人多的地方传染率就越高,谁也不知道陌生人中哪些是处于传染期内的肺结核病人。结核病的传染途径是通过飞沫传播,所以对于预防结核病,养成良好的卫生习惯是非常重要的。良好的卫生习惯,不仅是对自己的保护,也是对他人、对全社会的责任。

结核病菌在阳光的照射下,存活不了半个小时;而在阴暗潮湿的地方,它却可以存活长达半年左右。研究表明,在携带结核病菌的人群中,只有10%的人会发病,而在发病人群当中,有95%的病人都能治好。随着现代科技水平的提高,一些先进的结核病检查和诊断方法也应运而生,新的治疗方法也在不断出现。结核病患者治愈后完全可以正常生活工作。至于结核病患者是不是还有传染性,关键要看在他痰液里能不能找到结核菌。

近10年来,随着督导化疗(DOTS)的不断推广应用,我国政府自1992年利用世界银行贷款开展了第一个疾病控制项目——传染病地方病控制项目,其中的结核病控制项目已在13个省1 100多个县中实施,对全部传染性结核病患者实行免费治疗和督导化疗,以及一系列有效措施。目前,已治愈了110余万传染性结核病患者,取得了显著成效。

DOTS策略由五大要素组成,其中包括:(1)政府的承诺,并在人力、财力、资源等方面给予支持和保证;(2)利用显微镜检查发现痰涂片阳性的肺结核病患者;(3)对已发现的传染性结核病患者实施在医务人员面视下的短程化疗,这样可以保证至少85%以上的传染性结核病患者获得痊愈,使其失去传染性,从而保护健康人群不受侵害；(4)建立药物供应保障系统，以保障病人不间断用药，最好的办法是由国家免费对传染性结核病患者提供所需要的抗结核药品；(5)建立结核病人的报告、登记系统，对病人的发现、治疗、转归情况进行监控，信息反馈后可及时调整各项预防措施。

世界卫生组织估计，发展中国家约有 1/4 可防止的死亡是由结核病造成的。一些西方国家曾在 20 世纪 80 年代初认为世纪末就可以消灭结核，但是由于近 30 年世界许多地区在政策上的疏忽，使结核病防治系统遭到破坏甚至消灭，高出生率、多种抗药性菌株的出现、与恶性疾病联系等也使结核病有卷土重来之势。自 1984 年起，结核病以每年 10% 的速度增加，成为公共卫生方面一大严峻的问题。

1982 年 3 月 24 日，由国际防痨协会和世界卫生组织倡议、各国政府和非政府组织举办了纪念罗伯特·科赫发现结核菌 100 周年的活动。国际防痨协会的会员之一，非洲马里共和国的防痨协会提议，要像其他世界卫生日一样，设立世界防治结核病日。这个建议后来被国际防痨协会理事会采纳。1995 年 3 月 24 日，世界卫生组织将这一天定为"世界防治结核病日"。

经过如此漫长的岁月，尽管人类在防治结核病上有所突破，但是，结核病仍然没有被消灭，还在严重威胁着人类的健康。世界结核病日旨在全球范围内动员公众支持、同时希望通过这一天来呼吁全世界各国政府和人民关注结核病对人类的危害，在全球范围内广泛地承诺和扩展现代结核病控制策略。

近 10 年来，由于艾滋病的流行，移民、多种耐药结核菌增多等因素，全球结核病形势急剧恶化。中央电视台曾报道，我国南方某城市肺结核病又有抬头趋势。在某年仅第三季度就发现活动性肺结核病人 1 859 例。其中传染性肺结核 954 例。

2000 年我国肺结核发病率已经上升为第二位，病死率跃居第一位。全国第四次结核病流行病等抽样调查显示,我国约有近一半人口感染了结核菌,目前每年约有13万人死于结核病。我们所面临的结核疫情相当严重。

当人们觉得可以高枕无忧的时候,2000年3月召开的世界卫生组织和世界银行会议,向人们宣布肺结核有再度流行的趋势,并宣布了22个肺结核高发国家,中国也列在其中。尽管结核病目前可以治疗,但是它毕竟是对人类健康有威胁的一种病,我们应当想方设法防治它,采取行之有效的预防措施和保护措施。

都市里面绿色的草地或者是树林,英文中被称作"green lung",也就是绿肺的意思。森林和草地是城市的肺脏,我们要像爱护自己的肺脏一样,爱护我们周边的环境,只有环境搞好了,我们的身体才不会受到疾病的侵害,治理和保护好我们赖以生存的环境,是战胜结核病的一大法宝。

我们的力量在于对疾病采取的严格预防措施,在于理智的判断,更在于大家的团结和热情的投入。就像人类历史上曾经出现过的其他传染病一样,肺结核也是可以被我们认识的,它可以被诊断、被治疗、被控制、被预防,最终是可以被消灭的。人类在与结核病斗争过程当中,积累了丰富的经验,我们相信,终有一天我们会控制住结核病。

（李　民　刘海忱）

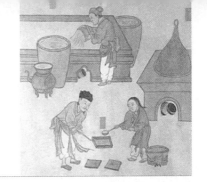

麻风病与"疠人坊"

在众多的传染病中，麻风病是病程最长的一种慢性传染病，它曾经困扰了人类几千年之久，如今提起麻风病，人们似乎已经把它淡忘，但是它曾经给人类带来的灾难以及精神上的痛苦，却永远不会被忘记。

麻风病是由麻风杆菌引起的一种慢性接触性传染病，主要侵犯人体的皮肤和神经，如果不治疗可造成皮肤、神经、四肢和眼的进行性和永久性损害。麻风病的流行历史悠久，分布广泛，给流行区人民带来过深重灾难。

麻风病的早期症状表现为皮肤上的局限性麻木斑、不伴有疼痛的烫伤以及不痒而伴有麻木的斑疹，此外，还常伴有局部出汗障碍，毳毛脱落，周围神经干或皮损周围的皮神经粗大。边缘模糊的色素减退斑常是未定类或瘤型麻风的早期表现，但在病损上可检查到感觉障碍或麻风杆菌。持久性鼻溢、鼻塞或鼻衄等鼻症状，可能是瘤型麻风的一个早期症状，此时要寻找其他麻风病损，并做鼻黏膜或皮肤查菌。面部带有弥漫性油光浮肿，淡红色的皮损常为瘤型麻风的浅部弥漫性浸润损伤，虽然并非早期症状，但易被忽略，而此种皮损查菌呈阳性颇有传染性。

▶▶ 由来已久的恐怖疾病 ◀◀

多数学者认为，麻风病早在公元前 14 世纪的非洲就已经存在。

一些考古学家从埃及木乃伊中就曾发现因为麻风病引起颅骨受损的现象,得了这种病的人在晚期会鼻塌眼陷、面目狰狞、断手断脚、身体畸残。这也是人们最初觉得麻风病非常可怕的原因之一。据考证,麻风病不仅在非洲出现过,在亚洲、欧洲、美洲都有过流行,亚洲则以印度、中国发病最为严重。

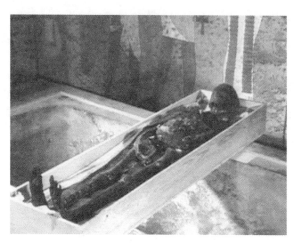

埃及木乃伊

直到公元1837年,挪威物理学家汉森(Hansen Armaner)才借助显微镜发现了麻风杆菌——这是人类第一次用科学的方法发现了引起麻风病的元凶。

麻风杆菌属分枝杆菌,菌体呈短小棒状或稍弯曲,长2—6微米,宽0.2—0.6微米,抗酸,染色呈红色,革兰染色阳性。麻风杆菌在0℃可活3—4周,强阳光照射2—3小时便丧失繁殖能力,煮沸8分钟即可杀灭。

目前,人类对麻风杆菌已经相当了解,并且能够很有效地发现、控制和消灭它,麻风病在当今人类面对的各种传染病中,似乎有点"销声匿迹"了。但是从发现麻风杆菌的1837年回溯到公元前14世

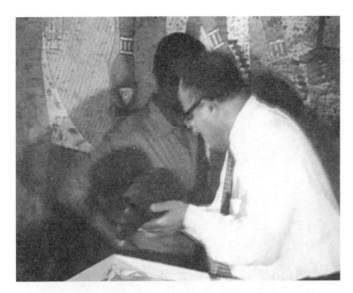

科学家从埃及木乃伊上发现了麻风病引起的颅骨受损现象

纪,在这3 000多年的时间里,麻风病不仅严重破坏了患者的身体健康,更在精神上让他们饱受摧残,遭受巨大的痛苦。无论在西方还是东方,如果有人得了麻风病,他立刻会遭到家人的遗弃和周围人的歧视,常常难逃被活埋或是被烧死的厄运,侥幸活下来的也只能四海流亡或隐居山林。可以说,那时候很多死去的麻风病患者,并不是死于麻风这种疾病本身,而是死于对麻风病的无知带来的恐惧!

西方的《圣经》里面,就有对麻风病患者的记载。《路加福音》中讲述了耶稣医治10个麻风病患者的故事,其中一段写到"耶稣到耶路撒冷去,经过撒玛利亚和加利利,进了一个村子,在那里有10个麻风病患者。其中1个是撒玛利亚人,9个是犹太人。患了这种病的人,肉体和精神陷入双重的折磨。因为麻风病是一种恶性传染病,病人必须离开众人,到树林和山间无人的地方,过寂寞、孤苦、冷清的生活。甚至至亲骨肉也不能和他们接触。身上长麻风的,他的衣服要

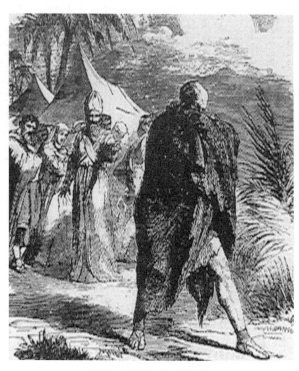
身着长袍的麻风病患者

撕裂,还要蓬头散发,蒙着上唇……他们走路的时候,一面走,一面嚷着,'不洁净! 不洁净!'表明自己是一个污秽的人,提醒别人远离他。他们与人隔离至少要有 100 步远,他们穿着褴褛的衣服,蓬头垢面,过着不像人的生活。患了这种病的人,正如一个犯人被判了无期徒刑一样。他们活着不过是等死,勉强拖延生命而已,真是生不如死……"从那时开始,在西方的宗教中,麻风病和人的罪恶就有很深的关系,"像麻风病人一样有罪"这样的观念,使得麻风病人在饱受病魔摧残的时候,只能诚心忏悔企求主的拯救,企望洗净自身的罪孽,然后疾病才有可能消失。

中国最早有文字记载的麻风病患者是在春秋时代。中医经典《素问》就有麻风病相关的记载。中国古代医学又称麻风为"疠风""癞疠""癞病""大风""大风恶疾""癞大风""大风癞""大麻风"等,这是一种慢性传染性皮肤病,主要因体虚感受暴疠风毒,或接触传染,内侵血脉而成。初起患处麻木不仁,次成红斑,继而肿溃无脓,久之可蔓延全身肌肤,出现眉落、目损、鼻崩、唇裂、足底穿等重症。"白癞"和"乌癞"均是由于恶风侵袭皮肤血脉之间,郁遏化火,耗伤血液而成。白癞初起皮肤逐渐变白,四肢顽麻,肢节发热,手足无力,患部肌肉如针刺样疼痛,声音嘶哑,两眼视物不清,类似结核型麻风;乌癞,初起皮肤变黑,发若隐疹,痒如虫行,继而则手足顽麻,针刺不痛,心中常惊恐不安,饮食或说话时,开口出气发出鸣声,类似疣型麻风(包括麻风反应)。

史籍中最早有相关记载的是《论语》。《论语》中曾经记载孔子的弟子伯牛患有麻风病。《史记》对这一段史实进行了考证,明确指出,伯牛有恶疾。后世学者对伯牛的恶疾进行了研究,最后根据一些描述的症状,认为伯牛得的就是麻风病。从文字记载来看,在麻风病初期,我国古人对得了麻风病的人还不是那么恐惧。例如,伯牛得了麻风病以后孔子还去见他。伯牛自己住在一个房子里头,孔子从窗户里面伸手和他握手,然后进行慰问。由此可见,在我国,麻风病不仅很早就出现了,而且已经开始有意识地让患者和人群进行隔离。

"初唐四杰"之一的卢照邻,自幼聪颖过人,诗才出众。可就在他作诗、为官皆欲大展宏图的时候,不幸染上了麻风病,从此他的生活就跌进了无底的深渊。得了麻风后,他曾去找当时的名医孙思邈求治,并住在孙思邈的家里,写了一首辞赋《病梨赋》,借物咏志,抒发他病后苦闷和日趋绝望的心情。随着时间的推移,麻风病菌在他身上无情地蔓延开来,先是脚瘸了,后来一只手也残废了。看到自己的病无法治愈,卢照邻彻底绝望了,最后投颍水而死。

虽然卢照邻的结局让人扼腕叹息,但是他毕竟自己选择了归宿,他的自尽多少让他保持了作为一个人特别是诗人的人格尊严,对那些染上麻风病的穷苦人来说,他们的命运就十分悲惨了。那时候人们甚至不愿意用刀来结束麻风病患者的生命,因为他们认为麻风病患者的血液有毒,会玷污他人和环境。时代在向前发展,人们对麻风病的态度非但没有改变,反而越来越恐惧,对待麻风病患者也更加冷酷。

一位家住泸定县二郎山下的百岁老人,至今还铭心刻骨地记得当年村里活埋麻风病患者的惨景。据他回忆,20 世纪 20 年代,一个炎热的夏天,平时躲藏在家、身强力壮的张姓麻风病患者,酷暑难耐,跑到距村子两里外的地方,用浇田灌地的堰水洗澡。谁知被村里人发现,说他"脏"了庄稼,非处死他不可。于是,村里的小伙子将他五花大绑捆住,在荒坡野地挖了个坑,还撒下石灰,硬是将他活埋了,其状惨不忍睹……

20 世纪 30 年代,康定瓦斯沟一麻风病患者,无法忍受周围人对他及家人的歧视,一天夜里,纵火烧了自己的房屋,背井离乡,携家带口流浪异地,乞讨度日。另一位现已 83 岁高龄的余明鲜老人,神志清晰地给笔者讲述了自己的经历:家住泸定县烹坝乡的余明鲜,20 多岁时得了麻风病,村里人怕他,躲他,骂他,恨他,连亲友都另眼待他。一天,他无意中听说自己的亲人欲叫乡邻骗他出门,在路上要将他推下悬崖。为了活命他连夜出逃。流浪中的余明鲜得知洋人在磨西建有一个麻风院,他便翻山越岭独自一人逃到了那里。

曾经,人们提起麻风病,一方面十分恐惧,另一方面又对麻风病患者残酷地驱赶、烧杀。由此产生的悲剧数不胜数。

▶▶ "疯人坊"的由来 ◀◀

　　自从有麻风病开始的那一天,人类就从未向它屈服过。虽然麻风病肆虐人类的时候,人类对自然科学、病理知识的认识还十分无知和幼稚,但还是不断有人向麻风病发起挑战,他们以大无畏的慈悲之心积极地救护麻风病人,寻找治疗麻风的药物和方法。虽然在今天看来,他们的方法和手段都是十分原始和简陋的,有的甚至与科学背道而驰,但正是由于他们不懈的研究,积累经验,后人才能在他们的基础之上不断前进,最终战胜麻风病。

　　由于缺乏科学的认识,早期治疗麻风病并没有什么特效药,也无法弄清它的传染途径,所以对麻风病患者的隔离措施就显得尤其重要。

　　1975 年,湖北云梦县从秦代古墓中出土了 1 155 支竹简,其中有 6 支是有关对麻风病患者的法律记载,竹简上说:犯了法的人,如果是麻风病患者就押到"疠迁所"淹死或活埋(古时我国对麻风病称为"疠")。修筑长城的罪犯一旦出现麻风病症状,要立即停止苦役,送到"疠迁所"等候处理。"疠迁所"就是麻风病隔离病院,它是世界上最早的麻风病隔离病院。西汉平帝元始二年急性传染病流行,当时采取了一项措施,"民疾疫者,舍空邸第,为置医学(《汉书·平帝纪》)"。这可以说是最早的由国家创办的传染病院。

　　公元 556 年,南北朝时期,我国出现了第一个专门收容麻风病患者的地方。北齐有一个天竺(今印度)僧人叫那连提黎耶舍,他沿着丝绸之路来到中国,他本来要到河北的邺县去翻译佛经,不料在黄河两岸看到很多的麻风病患者,于是他就在黄河两岸风景比较优美的地方,盖了寺院,专门收留麻风病的患者,《续高僧传·那连提黎耶舍传》里提到那连提黎耶舍"收养疠疾,男女别坊,四时供承,务令周给"。这就是"疠人坊"的来历。

到了隋唐时期,有更多的寺院中设有"疠人坊",专门收容麻风病患者。我国佛教的禅宗中还记载着禅宗二祖智岩不避嫌疑,关怀护理麻风病患者的事迹。《续高僧传·释智岩传》说智岩"后往石头城疠人坊住,为其说法,吮脓洗濯,无所不为。永徽五年二月二十七日终于疠所"。

"疠人坊"不同于秦代的"疠迁所",大多数是佛教慈善救济机构,实际上就是寺庙里附设的一个机构,当时收留了很多麻风病患者,逐渐形成我国专门收治麻风病患者的地方。以后的各个朝代都设置了类似的机构,可以说,"疠人坊"是最早治疗麻风病专门医院的雏形。

在印度以及欧洲的一些麻风病患者比较多的国家,也有对类似机构的记载。公元6世纪,拜占庭曾有麻风病院的记载。中世纪麻风在欧洲广泛流行,各国均建立了许多麻风病院,仅法国就有2 000多所。由于这些病院有效控制了麻风的蔓延,人们受到启发,对其他传染性疾病也采取类似办法。从此以后,这些麻风病院被作为一种固定设施保留下来,并逐渐演化为现代医院。

在古代,人类受到很多传染病的侵袭,但又不明白是怎么被传染的,隔离无疑是最有效的防治疾病蔓延的一种措施。"疠人坊"的一个主要功能,就是将麻风病患者进行隔离。在麻风病高度流行时,仅欧洲的隔离所就增至19 000多处。为预防麻风病的传播而设立隔离病所,虽然看上去有些残酷,对被隔离者本人来讲,可能使他失去了自由,或者还失去了一些别的东西,但是这样的隔离措施却能保护更

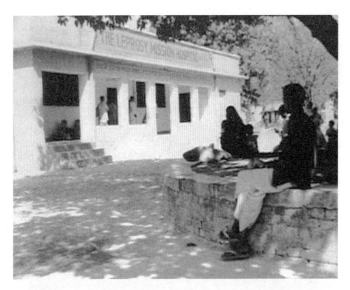

隋唐时期,在很多寺院中设有"疠人坊",专门收容麻风病患者

多的人,使更多的人不受这种病的危害,反过来讲,对被隔离者来说也应该是有益处的。隔离,是人类在面对不明原因的传染病时采取的最有效的方法,是对传染病预防的重要医学贡献之一。

18世纪中叶,英、法、意等国的传教士纷纷踏上康藏高原。他们在康藏地区不仅传播天主教,还建教堂、设医院。"叶方基谷派"传教士们就在康定建了一所麻风病院。这可以说是我国近代早期的"疠人坊"。

麻风病院收容有从当时西康、四川、西藏等地来的藏族、彝族、汉族等麻风病患者150多人。医生由意大利、法国等5个国家的1名神甫、4名修士、3名修女以及中国的3名修道担任,他们一边治病,一边传教。凡入院的麻风病患者都必须信奉天主教,入院时须在手臂刺上"我是教友"4个字。他们平时除接受免费治疗、做礼拜外,同农民一样,靠种地过日子。

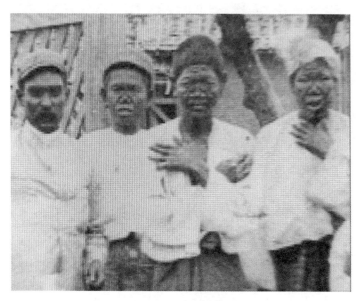

"疯人坊"里的麻风病患者

外国教会开办的这所慈善麻风病院,从建院到 1951 年被接管,共收治麻风病患者 921 人,其中有 474 人死亡。后来也有报道说麻风病院的教士们拿中国麻风病患者做实验,是否属实尚不得而知。但在当时,对麻风病并无特效治疗手段,麻风院在对病人进行收容、隔离,避免传染他人方面,的确起到了积极作用。

▶▶ 变隔离为收治 ◀◀

如果说外国教会开办的慈善麻风病院还是以隔离为主,那么 1949 年以后,"疯人坊"则采取了更积极的人道主义措施,变隔离为收治。

1950年,康藏高原解放。1951年9月,康定军事管制委员会派卫生科长刘伯颜率4名护士、1名事务员来到磨西接管麻风病院。从此,麻风病院不再是一个外国人在中国开办的以传教为目的的慈善机构,而是国家设在康藏高原的麻风病防治专业医院。随后,国家又投入300多万元资金,在原麻风病院基础上扩建了院部和病区,医院床位增加到558张。

1955年,西康省建制撤销。技术力量、医疗条件均在全省数一流的"泸定磨西麻风病院",成为四川省卫生厅直属的省属麻风病院,更名为"四川省泸定县医院"。后来,又更名为"甘孜州皮肤病防治院"。从北京、上海、广州、华西等医学院毕业的60多名优秀热血青年,实践着"到边疆去,到祖国最需要的地方去"这一伟大号召,千里迢迢来到泸定县的磨西,献身于我国的麻风病防治事业。

集"查、收、治、管、研"于一体的甘孜州皮肤病防治院,于20世纪60年代初,在全国率先使用"氨革砜、苯丙砜、氨硫脲"等药物,对麻风病进行治疗并取得成功;70年代,又联合解放军第52医院成立麻风病防治科研攻关组,用新医疗法与中草药相结合的办法治疗麻风病,取得明显效果。1971年2月6日,攻关组在北京受到周恩来总理接见,周总理指出:"很多人都怕这个病。敢为麻风病患者治病,体现了为人民献身的精神。现在提出的两个积极性,提得好,只有医生的积极性,没有病人的积极性,也治不好病。要把病人的积极性调动起来。"

30多年过去了,甘孜州皮肤病防治院的第一代麻防工作者仍在高原大山深处为伟大的麻风病防治事业默默地奉献着自己的青春和年华。现已满头白发、68岁的第二任院长张光明的遗孀周明珍老人曾经告诉记者:张光明是来自内蒙古的蒙古族人,他戎马一生,转战南北,随解放大军南下到甘孜州后,服从组织安排,从1957年走马上任担任院长,一干就是28年。当时,在磨西地区工作的干部,许多都把子女送出山门，远离麻风病区。但张光明在1985年离休时，却将一儿一女都留在了皮防院工作，外孙女从重庆医学院毕业后，也回到了皮肤病防治院。

如今，在甘孜州皮肤病防治院像张光明这样一家两代人、三代人奉献于麻风病防治事业的，还有周佛、孙泽奎等10多家。正是他们的无私奉献，才使得数百名麻风病患者在这里获得了第二次生命，有些患者痊愈后还重返工作岗位。

1992年，皮肤病防治院对出院病人做了一次跟踪随访，结果，无一例复发。这些回到各地的病人，有的已成家立业，有的还走上了领导岗位。河南平顶山一位名叫赵树强的军人，1982年带着病痛和绝望来到皮肤病防治院，经过6年多的精心治疗，不仅彻底治愈了麻风病，而且还在病区找到了人生伴侣；攀枝花钢铁厂一名患麻风病的技术员，在这里治愈回到单位后，还当上了车间主任；50年代支边走上高原的高清林，患麻风病在皮肤病防治院治愈出院后，组织上将他调回老家内江工作，不久担起了地区农业局副局长的工作担子。

星移斗转，半个多世纪过去了。如今，已完成隔离治疗麻风病患者这一光荣而又艰巨历史使命的甘孜州皮肤病防治院，显得十分的宁静和悠闲。占地5万多平方米的病区，除蜂飞鸟鸣外，一派寂静，大有"人去楼空"之感。面对此情此景，人们无法想象当年几百名麻风病患者在这里生活、治疗的情形；透过沧桑岁月，却分明感觉到这里曾是麻风分枝杆菌的葬身之处，也是人类消灭麻风病的见证之地。

▶▶ 寻找治疗麻风病方法的历程 ◀◀

患了麻风病的人通常手脚残破，鼻塌目陷，面目狰狞，看上去令人感到恐惧,不敢与之接触。然而,在我国历代都有医生本着救死扶伤的宗旨,不仅没有嫌弃或者躲避麻风病患者,反而与他们"亲密接触",寻找着治疗麻风病的办法。

被后世尊为药王的唐代著名医学家孙思邈就不惧怕麻风病。在他的书里记载着他和病人的密切接触:"予尝手疗六百多人,莫不一一亲自扶养。"而且据他自己说,他经手的麻风病患者治愈率是1/10,也就是说在600多人中,他治好过60多个。

马海德先生(1910—1988)是第一位获得中华人民共和国国籍的外国人,更是中国近现代治疗麻风病的专家,他同样以大无畏的精神,同麻风病进行斗争。他在进入麻风病区时率先不穿隔离服,并主动和病人握手,在病人家中和病人同桌饮茶,甚至把病人的脚放在自己的腿上,检查足底的溃疡。

今年99岁高龄的李桓英,是我国最有名望的麻风病防治专家,在世界麻风界也是一言九鼎的中国奶奶。李桓英在与麻风病人接触的几十年中,不仅经常与病人同吃同住,还用双手直接触摸患者的肌肤,这看似简单的触摸,实际上却是人类经过了几千年的艰苦努力才得以完成。

在我国的云、贵、川地区,麻风病至今未曾绝迹。我国尚存的"麻风村",大多分布在这些地区。李桓英常年走访这些"麻风村",而且从不像防化兵那样穿着隔离服去。她与病人见面时总是亲切握手、拥抱或者拍拍他们的肩膀,常让病人感动得落泪。

麻风病患者手脚是麻木的,严重的患者端着滚烫的火盆都感觉不出烫手。李桓英教给他们防止皮肤破损溃烂的方法。

1979年,李桓英第一次来到了云南西双版纳傣族自治州勐腊县一个叫南醒的傣族麻风寨,她没有采取任何防护措施,与病人亲切握

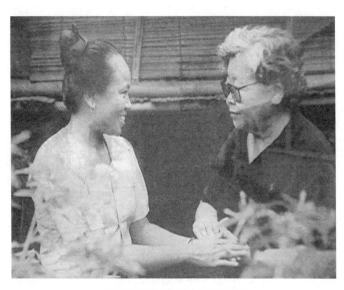

李桓英与已康复的麻风病患者

手,检查溃烂的伤口。她当众教麻风病患者穿鞋。"早晨和晚上,你们要这样。"一边说着,一边将手伸进病人刚脱下来的鞋里,摸摸有没有沙子和钉子,然后再让病人穿上。麻风寨里的人们惊讶了:"北京的专家来看咱们了,敢喝咱们的水,敢吃咱们的饭。"李桓英的到来给麻风寨带来了希望。与其说李桓英面对的是一个个面目恐怖的病人,不如说她是勇敢地向几千年形成的社会偏见和愚昧发起挑战。李桓英向随同而来却远远躲在一边的县乡干部宣传,麻风病并不像传说的那么容易传染,是可防可治不可怕的,她还坚持让县长也过来握一握病人的手。后来事实证明,这些人都没有被传染。从此,当地人对麻风病的恐惧一下子被打消了。

李桓英的勇敢还有个精神支柱,"医生不能怕! 战士都知道子弹厉害,上了战场不照样往前冲? 麻风没有子弹厉害!"

正是由于古今中外这些具有大无畏精神的医护人员,与麻风病患者进行"零距离"接触，而自己并没有染上麻风病，才一点一点地打消人们的恐惧，使人们认识到麻风是传染性很小的疾病，而且接触麻风病患者也是不会被传染的。然而，真正了解并发现麻风病的致病原因，不仅需要勇敢无畏的精神，还需要掌握科学的知识和方法。

虽然麻风病的致病原因一直困扰着人们，但人类从来没有停止过探索。我国在对麻风病的治疗方面就进行过多种尝试，唐代孙思邈曾亲手治疗过 600 多名麻风病患者，可以说是世界上最早治疗麻风病的专家。

孙思邈当时最推崇的就是使用松脂，也就是我们现在说的松香。北宋末年，政府主持医家编纂的《圣济总录》里就记载有这样的方子：

松脂酝酒方

【配方】　松脂（太山川谷者六月采）二斗五升，黍米二斗五升，细曲一十五斤半，糯米五斗。

【制法】　上四味，以水一石，煎松脂浮上，掠取入冷水中，却又入汤，如上四五十度。每五度煮，即须换汤暴干，捣研作粉，得一斗一或二合半，炼松脂初酝法，用水四斗浸曲，曲发黍米一斗五升，以松脂粉拌饭，一如常酝法，相次成米，每曲随常酝法，入更炊一斗黍米，拌松粉下第一料，又相次更炊糯米三斗，入松粉和。又相次更炊糯米二斗，同松粉拌和匀，取其松脂粉，并须知饭用尽，每一斗米，入松脂粉一升五合相拌，入后压去滓，取清酒，又一方，加杏仁五升，去皮及双仁者，随料均分，汤退去皮，捣破研如膏，入之佳。

【主治】　治大风癫、皮脸瘙痒。宜安府藏。去胃中伏热，解咽干舌涩除风痹虚羸。治眉须堕落，久服轻身延年不老。

【用法】　每服五合细饮，日夜可四五服，渐渐加至一升，温任性饮之，常令醺醺，酒势相接。

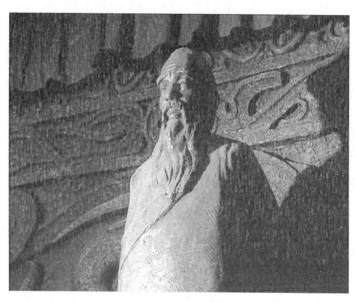

唐朝著名医生孙思邈

除此以外，孙思邈也用一些有毒的药方，比如商陆、乌头、狼毒等。以孙思邈为代表的中医，主要是采用以毒攻毒的方法治疗麻风病，说到以毒攻毒民间还有这样一个故事。

很久以前，有一个人得了麻风病，家里人就把他放在山里面，并给他造了一间小茅房，让他住在草棚里面。有一天，草棚上的一条蛇掉进了他的酒缸，他在喝酒的时候，却不知道酒缸里面有一条蛇，但是他的病渐渐好了。等到酒也喝光了，他才发现缸里面有蛇的骨头，才恍然大悟，原来蛇可以治疗麻风。从此以后，在中医处方里面，有很多用蛇浸酒来治疗麻风的方法。当然这个方法，按我们现在的眼光看来，并不是很有效。

也许这个故事只是个偶然，但有确切记载的是，从隋唐以来，中医主要采用有毒性的中药，如五石散、大风子等来治疗麻风病。

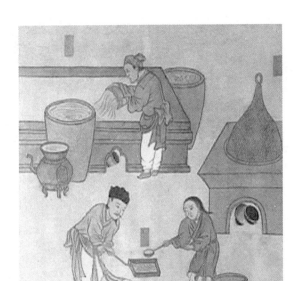

古代用毒药治疗麻风病

这些药物的毒性非常强，在杀死麻风菌的同时，对人体也会造成极大的伤害。元代就有学者研究发现，大风子有导致失明的不良反应。总之，中医的治疗方法虽然很多，但要想根治麻风病，还显得非常无奈。

就在中国人研究各种中药治疗方法的同时，西方也在加紧对麻风病进行研究。16世纪，挪威曾一度沦为丹麦的殖民地，国家贫弱，居民穷困，尤其是西海岸最主要的港口卑尔根一带，卫生条件极为恶劣，成了滋生传染病的温床。19世纪中叶，挪威大约有3 000名麻风病患者（其中有800名就挤在卑尔根的五六家麻风病院里，而这些病院的医疗设备、卫生状况并不理想）。在圣约尔根麻风病院里，150个病人只有2名护士护理，不但缺乏医疗设备，连食物都不足，这些都强烈激发了在这里工作的丹尼尔逊医生对麻风病患者命运的关怀。

为了弄清麻风病到底是一种什么样的疾病，他在自己和4名助手身上做起了实验。不但用麻风病患者溃烂的液体给自己接种，甚至将他们的血液和结节也植入自己的皮肤进行实验。时间一天天过去，他们却没有出现任何麻风症状。由于当时对免疫学等知识的缺乏，他在困惑的同时错误地认为，麻风是遗传病而不是传染病。丹尼尔逊得出的结论虽然是错误的，但他的实验却让人们对麻风病不再感到过于恐惧，而且他的献身精神也鼓舞了以后的研究人员。

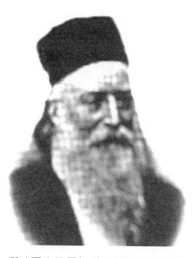

挪威医生丹尼尔逊不但用麻风病患者溃烂的液体给自己接种，甚至将他们的血液和结节植入自己的皮肤进行实验

挪威的另一位医学家伦格加麻风病院的主任医师汉森（Hansen Armaner）在丹尼尔逊工作的基础上，继续对麻风病进行研究，他在工作中发现，用显微镜在病人患处的组织中可以观察到一种病菌。

汉森开始对麻风病进行系统的研究，对麻风病的病原学、传染、疾病症状，都进行了详细的研究，并进行了动物实验，同时还进行了人体实验。虽然人体实验遭到很多指

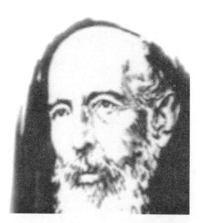

第一个发现麻风杆菌的挪威医学家、伦格加麻风病院的主任医师汉森

责,但是汉森顶住了压力。经过研究,汉森发现麻风病是由麻风杆菌引起的。至此,人类才最终揭示了这种疾病的本质。

　　1873年,汉森对麻风杆菌的发现,确定了麻风病是有可能控制的传染病,也结束了麻风病是因人类的罪孽激怒了上帝而遭到惩罚的说法。

传染的途径找到了

　　虽然找出了传染的病菌,但传染的途径仍然没有弄清,治疗的方法也还没有找到,人们仍然摆脱不了对麻风病的恐惧。1897年,在柏林召开的世界第一次麻风病会议,正式规定对麻风病患者必须实行强制性隔离治疗。这一时期,就连医生在接触病人时都感到极度恐惧,做好了严密的防护。他们在给病人看病时,穿着非常特殊的装

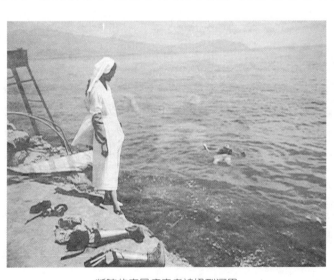

断肢的麻风病患者被扔到河里

束,大口罩几乎把整个脸还有颈部完全遮盖住。为了防护得更严密些,口罩还有像个鹰嘴一样的造型。

麻风病患者的痛苦和境遇促使全世界的科学家们加速破译麻风病的病因,寻找治病的良方。数千年来,不知有多少人付出了过辛勤和不懈的努力。1938 年以后,由于麻风病临床医学和细菌学的发展,科学家们终于找到了麻风病的传染途径。

通过流行病学调查,科学家们发现麻风病的传播途径和传染方式,并不像人们所想象的那么严重,它的传播途径、传染方式,只有经过密切的、长期的接触,才会传染。

麻风病患者鼻子里分泌物悬滴里有麻风杆菌,如果别人接触了悬滴就很容易传染。当然了,通过呼吸道,或者其他的途径也有可能传染,但总体说来传染性不像鼠疫等其他传染病那样强烈和迅速,相对来讲是一种比较慢性的传染病。

麻风病的传染方式以直接接触为主,其次为间接接触传染。直接接触传染,是指健康人与麻风病患者直接接触而被传染,例如同睡、同住、同吃、同工作、同劳动、对话等密切接触。鼻、口腔及咽喉黏膜是排菌的重要途径。传染性病人的皮损或鼻分泌物及咽喉飞沫中含有的麻风杆菌,侵入健康者躯体,可以使健康者感染麻风病。有人测定,未经治疗的瘤型麻风病患者的 24 小时鼻分泌物排菌量,相当于开放性结核病患者的每天排菌量,因此飞沫传染已被人们所重视。间接接触传染,是指健康者接触传染性麻风病患者污染过的生活用品,或生产工具等媒介物而被传染上。这种传染方式很少见。其他传染方式,如空气传染、昆虫传染及水与土壤传染,还未得到证实。传说吃某种食物(如鸡蛋、蕉芋、咸鱼)会传染麻风病,是没有科学根据的。麻风杆菌侵入人体主要是通过破损的皮肤或鼻黏膜,而完整无损的皮肤或黏膜具有抵抗力,麻风杆菌不易侵入。

　　科学证明:麻风杆菌主要是通过呼吸系统和身体破损的地方进入人体,进而侵犯人体的皮肤组织和神经系统。发现了麻风病的传染途径后,在预防上可以有一些具体的措施,但仍然没有根治的药物。这一点让科学家们感到异常焦虑。

▶▶ 麻风病患者的福音 ◀◀

　　在人类与麻风斗争了几千年以后,1940 年的一天,在美国发生了一件偶然的事情,是麻风病患者最初听到的福音。

　　当时人们是在研究抗结核病的药物。有一种砜类药物,正用来治疗结核病,但是临床数据表明它对结核病的治疗效果不是很好,而对于麻风病治疗却有很好的效果,以后人们就将它用于麻风病的治疗。

　　1941 年以后,美国首先采用了这种砜类药物——苯糖砜,用于治疗麻风病。20 世纪 50 年代,有医生使用氨苯砜治疗麻风病,取得了一定疗效。但麻风杆菌很快就产生了抗药性。到了 20 世纪 70 年代,科学家在地中海岛国马耳他实施的混合药物试验获得成功。

　　用抗结核药物治疗麻风病的方法很快在世界各地推广,并取得了很好的效果,但关于麻风病,仍然存在一个疑点,就是无法知道传染的概率有多大。为了弄清这一点,又有 225 名由科学家、医生组成的志愿者,将从麻风病患者体内取出的活麻风杆菌直接注入体内。用自己的身体进行实验,似乎已成为科研工作者责无旁贷的责任。

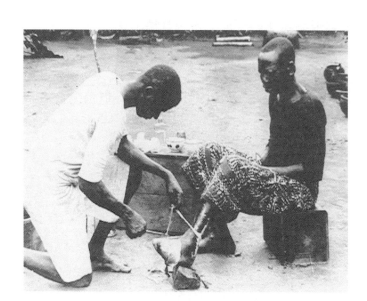

一个烂脚的麻风病患者正在接受治疗

让科学家异常兴奋的是，实验结束后，发现只有 5 人发病，接下来的大量实验终于证明，麻风病是一种传染性极低的传染病，而且95％以上的人对麻风杆菌具有天然的免疫力。至于那 5 位因实验而染病的志愿者，在服用了抗麻风药物后很快得到了康复。

从 1873 年发现麻风杆菌，到 20 世纪 80 年代麻风病得到有效的控制，这期间人们终于弄清了，麻风病是一种主要通过呼吸道传染的慢性疾病，并找到了麻风病的传染途径以及最有效的治疗方法。至此麻风病已经变得不再可怕，这让世界上所有麻风病患者看到了希望。

为减轻对麻风病患者的歧视，世界卫生组织建议麻风病医生在为患者治病时尽量不带口罩和手套。虽然麻风病传染的概率不是很高，但这样做同样要冒一定的风险。前文提到的著名的麻风病专家马海德率先采纳了这一建议，力争用自己的行动来消除人们对麻风病患者的偏见。

在此之后，我国当代著名麻风病专家李桓英同样沿袭这一做法。1981年，世界卫生组织正式推荐在氨苯砜之外添加利福平和氯苯吩嗪进行"联合化疗（MDT）"疗法，并取得很好的疗效，李桓英把这种疗法率先引进到国内，缩短了麻风病的疗程。使原来需要四到六年的疗程缩短到24个月。由于麻风病患者服药一个星期后就可以消除传染性，所以在医院接受治疗一星期以后，完全可以在家服药治疗，至此对麻风病患者的隔离彻底解除。

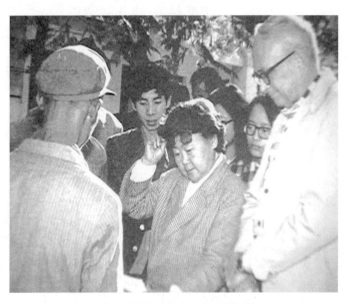

我国著名的麻风病防治专家李桓英

联合化疗法的引入是大规模消灭麻风的开始。世界卫生组织的专家曾表示："毫无疑问，引入联合化疗这样的改良技术，提高了治愈的可能性，也使世人对麻风病和麻风病患者的态度产生了积极的转变。"据统计，自20世纪80年代以来，超过1 000万麻风病患者用联合化疗法治愈，但全世界目前仍有大约 250 万人由于贫困等原因无法接受这种治疗，100 万到 200 万人已经因此而造成了永久性的肢体残疾。

▶▶ 麻风病已经得到有效控制 ◀◀

1897 年，第一届国际麻风病大会在德国柏林召开，那时与会专家唯一的共识是：麻风病不可防治，病人要早隔离。直到 20 世纪 90 年代以前，在近 100 年的时间里，隔离仍是防治麻风病的常用做法。世界各地的"疠人坊"成了到处流浪的麻风病人的最后归宿。

从第一届国际麻风病大会到第七届国际麻风病大会的规定中，就可以清楚地看到麻风病与"疠人坊"在各个时期的关系。第一届麻风病大会认为：强制隔离病人乃是与麻风病做斗争的唯一手段；第二届麻风病大会推荐隔离病人为唯一预防办法；第五届麻风病大会主张只隔离有传染性的病人；第七届麻风病大会认为强制隔离是不合时代的错误，应予废除。

目前，我国许多年轻人对麻风病已经没有印象，但是年纪稍大一些的人说起麻风病，仍然觉得这种病非常可怕。这与过去千百年来对麻风病的"恐怖宣传"有很大关系。许多人听说过，麻风病患者的模样像魔鬼一样狰狞可怕，只要接触过麻风病患者，就会被传染。再加上对病人采取封闭隔离的极端措施，更使人们对麻风病产生了恐怖情绪。

1998 年 9 月 7—12 日，第十五届国际麻风病大会在北京举行。

时任中国麻风病协会理事长、世界卫生组织专家咨询委员会委员、中国医学科学院皮肤性病研究所研究员叶干运教授接受媒体采访时说，民众普遍对麻风病有恐惧感，是因为过分夸大了麻风病的传染性和危害性所致。"恐麻"是不必要的，也是有害的。对麻风病患者，社会和家庭都应给予爱心，让他们在关怀之中及早得到医疗，并早日回归到社会中去。

麻风病是一种接触性的传染病。如果皮肤因文身、穿耳、被刀割破等有了伤口，而破伤处又刚巧接触到麻风杆菌，那就可能被传染发病。95％以上的人对麻风杆菌有天然的抵抗力，发病的可能性也很小，这就是一家人很少同时患麻风病的原因。

麻风杆菌的生活本领很弱，例如，它的抗煮沸能力只有 1—8 分钟。即使传染了病，只要经过几天或几周的正规治疗，就能使它丧失传染性。

麻风病患者在晚期会出现须眉脱落、眼瞎手佝、肢体畸形等比较可怕的症状，给人以一种恐怖感，增加了人们对麻风病的惧怕和厌恶心理，这也是社会上歧视麻风病患者的重要原因。许多已经治愈的麻风病患者无法回原单位工作，甚至也不被家庭接纳，有家不能归，都是"恐麻"的具体反映。

解放初期，我国有 50 万麻风病患者，以后又陆续发现了五六十万患者。麻风病主要发生在沿海地区，以广东、江苏、山东等省病人最多，其次是浙江、福建、广西、上海、海南，以及云、贵、川、湘、鄂、赣等地，北方地区甚少。20 世纪 50 年代，我国政府大力开展了治疗麻风病的各项措施，我国患麻风病的人数迅速下降。

按照世界卫生组织的要求，麻风病的病人如果在人群中达到万分之一以下时，就达到了"基本消灭"的水平。1994 年全球的麻风病患病率为万分之三。到 1997 年，我国的现症麻风病患者只有 4 045

人,已经远远低于世界卫生组织规定的指标。

谈到我国之所以能基本上消灭麻风病的原因时,叶教授说,这是与党和国家的高度重视分不开的。目前我国的麻风病患者是免费接受治疗的。同时,叶先生也认为,这是与全国万名麻风病工作者几十年如一日的辛勤劳动分不开,更与 20 世纪 80 年代以来的"四个转变"有关。

这四个转变是:

——把隔离治疗转变为社会防治;

——把单一药物治疗转变为多种药物的联合治疗;

——把单纯的药物治疗与康复治疗相结合;

——把"麻防"的孤军作战,转变为社会参与的宣传、教育与防治。

不过,全国 1997 年仍有 1 800 多名新发现的麻风病人,而且麻风病从感染到发病,有几年甚至十几年的潜伏期,个别地区在验收"基本消灭"后又有反复的情况。叶教授认为,人们还不能有麻痹轻敌的思想,基本消灭麻风病,只是防治工作完成了第一阶段的任务。下一步任务就是要彻底消灭麻风病,我们要抓住当前的大好时机乘胜前进,就像人类曾经将天花彻底消灭一样,让麻风病灭绝。我们的目标是建立一个没有麻风病的世界。叶教授希望各级政府和卫生部门要继续关心"麻防"事业,做到在"基本消灭"后,仍然机构不撤,经费不减,人员不散。他说,如果能这样做,麻风病是能够在未来 20 年左右的时间内被彻底消灭的。对此,世界卫生组织已经作出规划,计划在 2030 年在地球上消灭包括麻风病在内的 7 种疾病(其余的 6 种是淋巴丝虫病、盘尾丝虫病、龙线虫病、脊髓灰白质炎、麻疹、南美洲锥虫病)。

尽管自 20 世纪 80 年代以来麻风病得到了有效控制,患病人数大大减少,但在广大发展中国家,麻风病疫情仍然十分严重。全球 62%的麻风病患者在印度,30%集中在巴西、印度尼西亚、孟加拉国、缅甸、尼日利亚、苏丹、几内亚和马达加斯加等国。根据世界卫生组织的报告,全球仍有 200 万人遭受麻风病困扰。目前,绝大多数病例发生在东南亚地区,但发达国家也受到了侵袭。

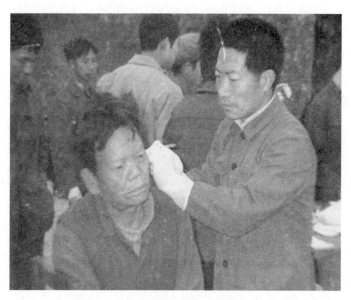

正在接受治疗的麻风病患者

　　1991 年 5 月第 44 次世界卫生大会(WHA)决议,全球麻风病防治目标是:在 2000 年全球消除麻风病的公共卫生问题,其指标为患病率小于万分之一。此后,根治麻风病的工作取得了重大进展。在过去的 15 年间,大约治愈 1 000 万病人,流行率下降了 85%,达到了每 1 万人中只有 1.4 个病例,并在 98 个国家消灭了麻风病。

　　1996 年全球发现病例数约为 566 000 例,发现率为不到万分之一。据统计,麻风流行最严重的 28 个国家 1996 年发现病例数为

544 639 例,占全球发现病例的 96%,其中 15.6% 为 15 岁以下的儿童,31% 为多菌型病例,5.4% 伴有 Ⅱ 级畸残。这些国家近 12 年来患病率均大幅度下降,自 1985 年的 20.2/万下降至 1996 年的 3.5/万,但发现率仍无明显改变。有些国家病例发现数增加,往往与病例发现工作的加强和麻防工作地理覆盖面扩大有关,并不是麻风病发病率的改变。尽管各地区之间及同一地区不同国家之间麻风形势有所不同,但近 12 年来全球麻风病的发病趋势是稳定的。

1997 年,世界卫生组织(WHO)估计全球约有 115 万麻风病患者,估计患病率为万分之二,其中 888 340 例是登记接受治疗的病例。近 10 年来全球麻风登记病例数已减少 82%。然而,目前在全球 60 个国家或地区麻风仍然是一大公共卫生问题(患病率在万分之一以上),其中 16 个主要麻风流行国家的登记病例数占全球麻风的 90%,而其中 5 个国家(印度、巴西、印尼、缅甸、尼日利亚)占世界麻风登记病例数的 80%。这 16 个麻风流行最严重国家至少有下列特点之一:患病率大于万分之一;或登记病例数大于 5 000;或新发现病例数大于 2 000。

全球几乎所有登记治疗的麻风病例目前均在用 MDT 治疗。1996 年约有 140 万病例接受 MDT 治疗,55 万例以上的病例被治愈,治愈率为 75%—95%。至 1997 年,全球累计 MDT 治愈病例数为 850 万例,报告 MDT 覆盖率为 97.1%。

1999 年,麻风病流行国家的代表、世界卫生组织、日本基金会、诺华公司及国际抗麻风病联合会宣布,建立一个旨在 2005 年前在全球所有国家消灭麻风病为目标的全球联盟。

据估算,全球目前尚有 250 万—280 万麻风病病例。联盟工作的重点将是改善人们对麻风病的认知,并提供更好的诊断和治疗途径,以使此病自然消失,达到世界卫生组织确定的每 1 万人中发病率不超过 1 例的目标。

造成未达到原定目标的因素包括，麻风病在这些国家或地区本来就很盛行，疾病的集中传播，还有多种药物联合治疗服务只能覆盖有限的地区及隐藏的病例很多等。造成隐藏病例的原因包括误诊和缺医少药、对麻风病早期症状缺乏认识、担心受到社会歧视而推迟寻求治疗等。

2000 年，欧洲科学家又传来振奋人心的好消息。法国草地研究所和英国山格研究中心的科学家通过 4 年的合作，破译出了麻风杆菌 *M. Leprae* 的基因构图。1998 年，两家机构的科学家曾破译了导致肺结核病细菌的基因图谱。科学家发现这两种细菌的基因组十分相近，希望通过对它们的比较研究，找到细菌引起疾病的原因。科学家的首项工作是通过两种细菌比较，寻找 *M. Leprae* 细菌中缺少的基因，然后从引起肺结核的细菌中将缺少的基因分离出，并移植到 *M. Leprae* 细菌内。科学家认为，移植的基因如能在 *M. Leprae* 中生长，是寻求麻风病疫苗研究的重要一步。英国麻风病减病协会是该研究项目的资助者。协会表示，细菌基因图谱的破译是件好事，对寻找更理想的治病方法和了解病人的神经受损过程有积极意义。这一研究成果为开发新的、更有效治疗由该细菌引起的麻风病奠定了新的基础。

中国，曾经是世界上麻风病患者比较多的国家。20 世纪 50 年代开始，我国政府采取了各种措施，有效地控制和基本消灭了我国的麻风病。我国麻风病防治的历程大致分为两个阶段。

控制传染阶段（1949—1981 年）：贯彻政府"预防为主"的方针及"积极治疗、控制传染"的原则，提出"边调查、边隔离、边治疗"的步骤和做法。在卫生部的领导下，各级政府及卫生主管部门制定政策、培训人员、建立防治机构、调查发现患者、及时给予氨苯砜治疗。因此，该阶段又称氨苯砜单疗阶段。

基本消灭阶段（1982—2000 年）：国家卫生部于 1981 年提出力争全国在 20 世纪末实现基本消灭麻风病的奋斗目标，并于 1982 年制定和 1988 年修订了基本消灭麻风病的防治规划和标准。基本消灭的指标是以县（市）为单位，患病率≤0.01‰，近 5 年平均年发病率（或发现率）≤0.5/10 万；至 2000 年全国有 95％以上的县（市）达到上述指标，其他县（市）达到控制指标（患病率≤0.05‰）。主要防治措施为：（1）早期发现患者；（2）实施 MDT；（3）建立麻风疫情监测系统，回顾性收集以往的个案资料及 1990 年以后监测资料和登记病例的资料。1991 年我国政府承诺了第 44 次 WHA 在 2000 年消除麻风公共卫生问题的决议，其指标为患病率低于万分之一。

我国麻风防治取得如此大的成就与政府重视，防治人员坚持开展防治研究工作、总结推广经验是分不开的。尽管目前我国麻风的患病率和发现率已明显下降，在新发患者中晚期临床表现、皮肤查菌量很高的多菌型患者及有严重合并症的患者日趋减少，但部分地区疫情仍然较重，还有必要加强现场研究，尤其是实施方面的研究、流行病学分析、临床治疗研究、畸残防治、防治效果评价、社会医学及卫生系统研究等。在实施方面的研究包括：（1）通过综合性规划实施 MDT 治疗；（2）改善社区对麻风的认知和参与；（3）对难以到达的地区或特殊人群实施 MDT；（4）改善病例发现工作。此外，在有条件的单位开展必要的基础研究。

20 世纪 80 年代，为了引起全社会对麻风病患者的重视，马海德根据世界卫生组织的规定，提议把每年第一个月最后一个星期日作为中国的麻风节，这一提议很快得到了人民政府的认可。1988 年，中央和有关部委的领导亲自参加了中国麻风病节建立大会。在马海德的影响下，现在每年的春节和麻风病节，各级的领导都主动看望麻风病患者，这已形成一个制度。全国的麻风病防治人员为患者检查治疗时，大都不穿隔离服。许多麻风病患者在家里接受治疗。治愈的人有的当上了小学校长、民兵队长，有的还成了私人业主。麻风病的防治工作得到了顺利的进展，人们对麻风病的恐惧和偏见逐渐消除。

目前我国的麻风病已经基本消灭，已超出世界卫生组织要求的标准。2003年4月，李桓英教授又重回云南文山州，对她治疗过的病人进行复查，为麻风的彻底消灭做最后的努力。

纵观人类的历史，虽然人类一次又一次遭受传染病的袭击，但最终总能安然度过。因为人类除了拥有科学的力量以外，还有一种坚韧的精神，那就是在灾难和危机降临时总会有一些平凡而伟大的人，他们坚守着神圣的职责不惜牺牲一切，甚至是生命。让我们记住他们——那些同麻风病进行斗争的医生、护士、科学家、志愿者。还有那些麻风病患者，尽管他们的身心都遭受了常人难以想象的痛苦和屈辱，但是他们并没有选择放弃。

在人类与麻风病较量的历史长河中，麻风病与"疠人坊"的关系实在耐人寻味。虽然"疠人坊"对隔离和治疗麻风病人起到了不可替代的积极作用，但是"疠人坊"不能因此成为麻风病患者永远的家。麻风病消除了，"疠人坊"就会消失吗？恐怕不见得。与用科学的方法消除麻风病相比，消除人们内心对麻风病患者根深蒂固的恐惧也许是更加困难的。麻风病患者康复以后能否回归正常人的生活，这恐怕需要更长的时间。

可喜的是，随着科学的进步和科学思想的宣传，麻风病患者在人们的心中不再那么可怕，经过科学的治疗，他们完全能够康复，走出"疠人坊"，重新回到健康人的世界，过一个正常人应该拥有的全部生活。

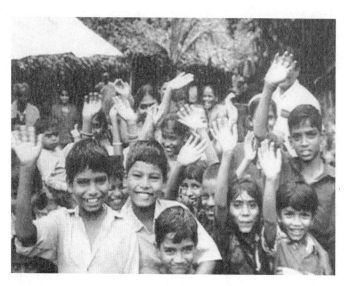

地球终将变为一个没有麻风病的世界

　　也许那时候,"疠人坊"终将消失,因为它们已经完成了历史的使命,它们将随着麻风病的消失而退出历史舞台。让我们共同等待那一时刻——地球终将变为一个没有麻风病的世界!

（薛建峰　万淑娟）

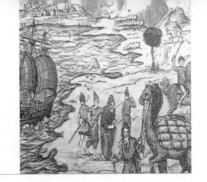

鼠疫与防疫

对于我们生活的这个时代来说，鼠疫是一种古老而又未知、神秘而且恐怖的疾病。在近 2 000 年的历史中，它几度扇动着黑色的翅膀在地球上盘旋，它曾经让整个世界因它而颤抖，让许多城市因它而衰亡，让数以亿计的人因它而丧命。

▶▶ 谜一样的黑色疫王 ◀◀

它是人类历史上最骇人听闻的瘟疫之一，曾经三次在世界范围内流行，对于亚洲、非洲和欧洲来说，鼠疫都堪称是最恐怖的灾难。距今为止，全世界约有 2 亿人在鼠疫肆虐中丧失性命，病死率居所有传染病之首，是瘟疫中的瘟疫、传染病中的头号杀手。这个传染病当中的头号杀手究竟起源于何时何地，众说不一。有的学者认为，太古时代，中亚细亚地区就有鼠疫流行；西方有的学者认为，《圣经》中描述的流行病就是鼠疫，由此可以追溯到公元前 1 300 多年，大约是我国的商王朝时期。

中国古代与鼠疫相关的记载很多，早在隋朝，医学家巢元方所著《诸病源候论》中就有关于"恶核肿喉"的记载："恶核者内里忽有核累累如梅李，小如豆粒，皮肉燥痛……不即治，毒入腹，烦闷恶寒，即杀人。"此外，同时期著名医学家孙思邈著的《千金方》中也曾提到"恶核"一症，今天的学者普遍认为，古书中的"恶核"，就是腺鼠疫。此

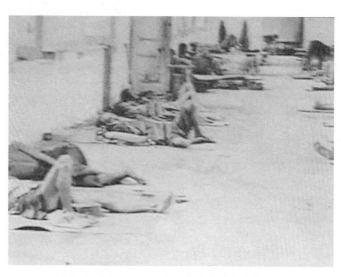

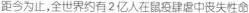
距今为止，全世界约有2亿人在鼠疫肆虐中丧失性命

外，中国古代医书中记载的疙瘩瘟、疡子病、大脖瘟等等，都是历史上对鼠疫的不同称呼。西方关于鼠疫最广为人知的名称则是"黑死病"，从名称即可知，历史上鼠疫多次在世界范围内肆虐，其危害之大，令人不寒而栗。

鼠疫首次大流行发生在公元6世纪，这场可怕的瘟疫起源于中东，流行中心在近东地中海沿岸。大约公元542年，经埃及南部塞得港沿陆海商路传至北非、欧洲，几乎殃及当时所有著名国家。当时埃塞俄比亚正处于查士丁尼王朝，此次鼠疫以查士丁尼瘟疫之名载入医学史册。

在这次瘟疫中，古罗马帝国的人口减少了1/3，在首都君士坦丁堡有一半以上的居民死亡。罗马帝国从它一度无限延伸的边界上节节败退，人口急剧减少、艺术和科学陷入停滞。

这次鼠疫大流行持续了五六十年，在这期间，成千上万的人染上了瘟疫。每个人感染疾病的途径与症状各不相同——有些人眼睛充血、面部肿胀，继而是咽喉不适，最后就永远从人群中消失了；有些人身患腹股沟腺炎，脓水四溢，并且由此引发了高烧，这些人在两三天内也死亡了。在高度流行期，每天死亡将近1万人，死亡总数近1亿。

人们非常恐慌，没有人知道这个在短时间内夺走全城人性命的幽灵是从哪里来，又是怎样传播的？它的下一个目的地又在哪里？当时人们对整个自然界的认识还相当浅显，所以把这场可怕的瘟疫归于上天、神灵对人类罪孽的惩罚，因而逆来顺受。有些极端的教徒甚至穿上鼠疫病人的衣服，希望向上天赎罪。更多的人除了逃亡，就只有祈祷。

▶▶ 黑死病横行 ◀◀

最广为人知、最悲惨的鼠疫发生在中世纪的欧洲，这场鼠疫导致欧洲近一半人口的死亡。从1346年开始，仅仅2年时间，黑死病就传遍了整个欧洲。1348年1月，这种瘟疫传入法国南部，同年8月就到达了英国、西班牙……患者还未来得及呻吟，它又传到了奥地利……在随后的300多年间，鼠疫在欧洲多次爆发，遍及欧亚大陆和非洲北海岸，欧洲共死亡2500万人；意大利和英国死者达其人口的半数。

这场被称为Black Death——黑死病的噩梦，是鼠疫在人类历史上最疯狂的瘟疫之一，它甚至改变了历史进程，导致东罗马帝国的衰亡。

在罗马帝国的首都君士坦丁堡,四处都有倒毙街头的人群,到处是因无人埋葬而开裂、腐烂的尸体,死亡的人数不可计数,政府当局很快就找不到足够的埋葬地了。由于既没有担架也没有掘墓人,尸体只好被堆在街上,整个城市散发着尸臭。墓地用完之后,死者被葬于海中。大量的尸体被送到海滩上,成千上万具尸体堆满了整个海滩,就如同大河上的漂浮物。

经过这一番灾难,罗马帝国崩溃,希腊文明渐渐衰弱。1453 年,饱经沧桑的东罗马帝国在鼠疫和战争的双重攻击下,宣告灭亡。

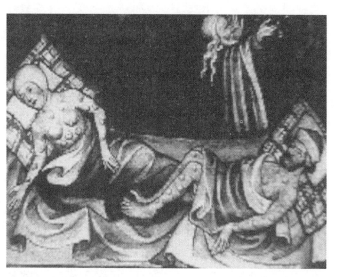

鼠疫是历史上最骇人听闻的瘟疫之一,曾经三次在世界范围内大流行

直到今天,在欧洲许多城市仍然能找到黑死病留下的痕迹。在维也纳、伦敦等地,至今还保留着中世纪鼠疫流行纪念塔以及黑死病的相关雕塑。这场黑死病究竟是如何流行起来的,说法不一。

有人说是由人类历史上第一次使用"生物武器"引发的。1346年,西征的蒙古军队包围了黑海港口城市克法(今费奥多西亚,属乌克兰),把患鼠疫死亡的死者尸体用投石机射入城内,城里鼠疫由此开始流行。城里的居民热那亚人逃离此城,鼠疫也跟随他们传播到西西里,随后又传播到欧洲大陆。

更多的人依然把瘟疫发生的原因归结为人类自身的罪孽引来了上帝的愤怒。在德国,一些狂热的基督徒认为,是人类集体的堕落引来了愤怒神明的惩罚,他们穿过欧洲的大小城镇游行,用镶有铁尖的鞭子彼此鞭打,不断地哼唱着"我最有罪"。

也有人认为,这场瘟疫与猫在中世纪遭到的不公正待遇有关。当时,人们像对待势不两立的仇敌一般对待猫,使中世纪猫的数量大为减少,几乎处于濒临灭绝的边缘。猫的遭灾导致鼠害泛滥。据记载,当时伦敦的人行道上到处是腐烂发臭的死猫死狗,人们把它们当作传播瘟疫的祸首打死了,没有了猫,老鼠就越发横行无忌,四处逃窜的老鼠将鼠疫带到四面八方。

韦尔斯在《世界史纲》中则认为:"它发生于南俄罗斯或中亚,通过一艘热那亚的船只,经克里米亚传入西欧。各国史料记载的黑死病的起源各不相同。显然,黑死病的病源之处至今仍是医学史上的一个谜。"

谜一样的黑死病波及整个欧洲大陆,黑暗笼罩着整个欧洲。意大利的一些主要城市,瘟疫发生仅几个月,城市人口就减少了一半以上;佛罗伦萨和西斯纳,成千上万的居民不翼而飞。

当时许多的文学作品都从另一个角度记录了这次瘟疫,像著名的《十日谈》。薄伽丘的《十日谈》写于 1349—1351 年间,时间背景就是欧洲鼠疫流行时期。在《十日谈》的开始,薄伽丘这样描写道:"繁华的佛罗伦萨丧钟乱鸣,尸体纵横,十室九空,人心惶惶,到处呈现着触目惊心的恐怖景象,世界末日仿佛已经来临……"《十日谈》描写了 10 个贵族青年为躲避瘟疫来到郊外的别墅中,约定以讲故事的方式来度过这段时光,用笑声将死神的阴影远远抛诸脑后。他们每人每天讲一个故事,一共讲了 10 天,这是《十日谈》书名的由来。《十日谈》故事中的人物几乎包括了当时各行各业人士,而这些人物共同的舞台就是这场历史上最为可怕的瘟疫。

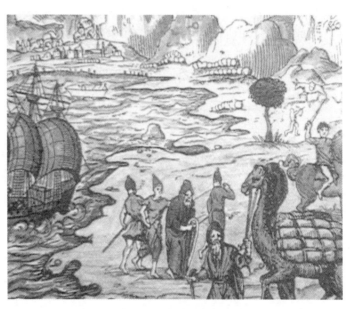

《十日谈》里描绘的鼠疫

　　除了佛罗伦萨以外,在英国的伦敦,黑死病也以极快的速度传播。1665 年 8 月,伦敦每周死亡达 2 000 人,1 个月后竟达 8 000 人。著名文学家佩皮斯在 1665 年 10 月 16 日的日记中写道:"我的天哪!大街上没有人走动,景象一片凄惨。许多人病倒在街头,我遇到的每个人都对我说,某某病了,某某死了……"

　　此次瘟疫还波及遥远的中国,当时中国正处于明代。大约明朝永乐年间,鼠疫蔓延到中国,夺去了 1 300 万中国人的性命。在《山西通志》中有多处记载:"万历八年(1580 年),大同瘟疫大作,十室九病,

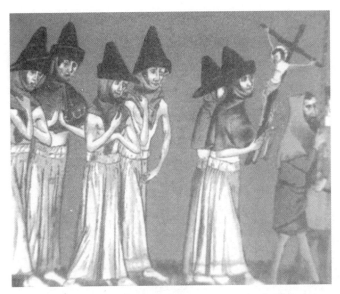

发生在中世纪欧洲的这场鼠疫，导致欧洲近一半人口的死亡

传染者接踵而亡，数口之家，一染此疫，十有一二甚至阖门不起者"
"万历十年四月，京师疫。通州、东安亦疫。霸州、文安、大城、保定患
大头瘟症死者枕藉，苦传染，虽至亲不敢问吊""万历十四年，是岁大
疫，肿项善染，病者不敢问，死者不敢吊"。此外，在《古今图书集成》
等书中，顺天府的东安、保定、霸州、文安和大城等县，都流行过"大头
肿脖""大头瘟"之类的疫情。

　　根据这些记载，患者的病状为：脖子肿大，传染性极强，这是腺鼠
疫的典型症状。腺鼠疫不及时治疗会很快转为肺鼠疫，肺鼠疫患者除
了淋巴结肿大，还咯血，身上出现许多黑斑。中国疾病预防控制中心传
染病研究所已经退休的研究员王淑纯，曾多次见过鼠疫患者的尸体，她
回忆说："有的死于肺鼠疫、有的死于腺鼠疫，死了以后，血液凝固，皮肤
都是黑紫色，像磕青了，颜色黑紫黑紫的，头肿得很大，肚子涨起来，一

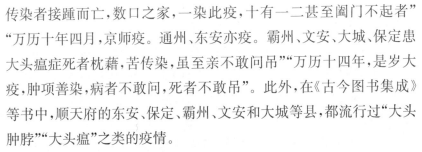

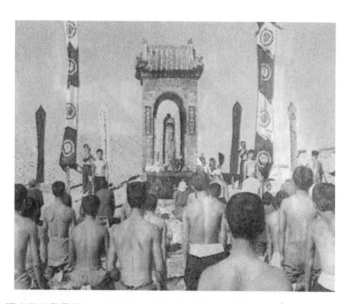

隔离和灭鼠虽然在一定程度上阻止了鼠疫蔓延的步伐，但是鼠疫的恐怖依然笼罩着世界

看见尸体，就知和正常死亡不一样。"

黑死病患者皮肤上会出现很多黑斑，死后全身发绀，这也是"黑死病"名称的由来。在中世纪的欧洲，由于病因不明，更加重了鼠疫的神秘和恐怖色彩。在鼠疫还没有蔓延到的城市，人们都在万分焦急地想办法。

人们想出了各种方法企图治愈或缓和这种令人恐惧的疫病，使用通便剂、催吐剂、放血疗法、烟熏房间、烧灼淋巴肿块，甚至把干蛤蟆放在上面，或者用尿洗澡。当时法国的一位医生曾经夸口自己的医术如何高明，通过17次放血疗法终于治好了一位律师朋友的病。"倘若要是他落入什么江湖医生之手，恐怕早就一命呜呼了。"他对一位朋友夸口道。而法国另一位德高望重的外科医生古依·乔亚克则建议，医生可以通过凝视受害者的简单方法来捉住疾病。

　　当瘟疫快要蔓延到米兰时，米兰大主教急中生智，下令对最先发现瘟疫的 3 所房屋进行隔离，在它们周围建起围墙，所有人不许迈出半步。结果，瘟疫没有蔓延到米兰。在随后的几百年中，地中海沿岸的人们对隔离已经司空见惯。直到今天，隔离仍然是对付瘟疫最有效的办法之一。所以有人说，"隔离"是中世纪鼠疫留下的最大遗产，因为这一措施在各种传染病防治中被广泛采用，并卓有成效。

　　在这一场可怕的鼠疫中，人们还发现了这种瘟疫与老鼠有着直接的关系。清代诗人师道南在他的《死鼠行》中，生动地描写了鼠疫发生的情景：东死鼠，西死鼠，人见死鼠如见虎，鼠死不几日，人死如圻堵，昼死人，莫问数，日色惨淡愁云护，三人行未十多步，忽死两人横截路……

　　隔离和灭鼠虽然在一定程度上阻止了鼠疫蔓延的步伐，但是由于人们对于鼠疫的发病原因和传播途径知之甚少，许多无辜的人被指控传播鼠疫而被处死，鼠疫的恐怖依然笼罩着世界。直到 19 世纪末的鼠疫大流行，鼠疫的黑色面纱才逐渐被科学撩开了一角。

▶▶ 鼠 疫 与 防 疫 ◀◀

　　第三次鼠疫大流行开始于 19 世纪末，它是突然爆发的，到 20 世纪 30 年代达到最高峰，波及亚洲、欧洲、美洲和非洲的 60 多个国家，死亡达千万人以上。这次鼠疫的传播速度之快、波及地区之广，远远超过前两次。但是，伴随着人类与鼠疫的斗争进入科学阶段，这次鼠疫中的死亡人数比起前两次有所下降。

　　中国是第三次世界鼠疫流行中的重灾区。从史料记载和一些历史题材的影视剧中都可以知道,李自成是从山西进入河北的,然后没费多大周折就攻进了北京城。其实,在李自成进入北京之前,北京已经成为鼠疫的流行区。攻打一座被鼠疫折磨了将近一年的城市,对于李自成的部队来说,真是太容易了。

谷应泰在《明史纪事本末》卷 78 中说,当时"京师内外城堞凡十五万四千有奇,京营兵疫,其精锐又为太监选去,登陴诀羸弱五六万人,内阉数千人,守陴不充"。京营兵士在遭受鼠疫侵袭之后,元气大伤,以至于北京城墙上,平均每三个垛口才有一个羸弱的士兵守卫,怎么能抵挡李自成精锐之师的进攻?可以说,北京城是不攻自破的。

一份清代档案提到崇祯十六年北京城的大疫情:"昨年京师瘟疫大作,死亡枕藉,十室九空,甚至户丁尽绝,无人收敛。"抱阳生在《甲申朝事小计》卷 6 中提到崇祯十六年二月的北京城:"大疫,人鬼错杂。薄暮人屏不行。贸易者多得纸钱,置水投之,有声则钱,无声则纸。甚至白日成阵,墙上及屋脊行走,揶揄居人。每夜则痛哭咆哮,闻有声而逐有影。"死人太多,白天已可见城中处处鬼影,真令人毛骨悚然。三月,李自成部进入北京。李部在京城只待了短短的 43 天,就被清军逐出了北京。也许,鼠疫作为"生物武器"再次发挥作用,将李自成部队逐出了北京。

此次鼠疫流行中,中国台湾和香港地区也没能幸免。1894 年,香港还发行了鼠疫纪念币。此时,我国的中医对鼠疫也有了进一步的研究。现知我国最早的鼠疫专著——《鼠疫汇编》,就是在这次鼠疫中刊行的。《鼠疫汇编》成书于 1890 年,由清代广东石城名医罗芝园根据友人吴子存的手稿《治鼠疫法》并结合自己临床经验著成,全书分凡例、辨脉、证治、原起、避法、禁忌、药方、复病、治法、释疑、治案、附刻等 17 篇,共 3 万余字。2002 年,《鼠疫汇编》在浙江宁波市镇海区一居民家中被发现。《鼠疫汇编》的发现为研究中国医学史、卫生防疫史及中医古籍文献,提供了具有重大价值的原始材料。

20世纪初,我国东北地区发生的鼠疫正值第三次世界鼠疫大流行的高峰期。当时,东北地区的经济和贸易相对发达,尤其在哈尔滨,几乎云集了全国各地的商人,其中以皮毛商最多。一些上了年纪的人至今还能回忆起来,当时在满洲里,许多人狩猎旱獭,因为旱獭皮比较值钱。但是这些猎人不知道旱獭中间流行鼠疫,而且旱獭鼠疫比南方家鼠鼠疫更厉害,毒性更大。

随后东北,人们谈鼠色变,恐慌之极。得了鼠疫的人又跑回家,跑到煤矿,煤矿里住的人多,鼠疫又在矿工中爆发,这些矿工再分别从哈尔滨坐火车回到山东、山西、北京,将肺鼠疫传播到了全国。

第三次世界鼠疫大流行还引发了一场公共卫生革命。为了防治鼠疫,欧洲各国积极加强基础卫生设施的建设,如上下水道的改造,并且重视对垃圾的处理,加上普遍进行杀虫和消毒,使鼠疫得到了比较有效的控制。

▶▶ 科学的曙光 ◀◀

19世纪,西方细菌学的创立使得鼠疫的病原和传播途径逐渐明朗。1894年,法国细菌学家耶尔森和日本学者北里柴三郎在香港调查鼠疫时,发现其病原体是一种细菌,这种细菌就是鼠疫杆菌,后来又被命名为耶尔森杆菌。1898年,另一位法国人西蒙德确定了鼠疫是自然疫源性疾病,广泛流行于野生啮齿动物之间,在动物之间传染的鼠疫叫动物鼠疫。动物鼠疫的宿主,也就是疫源体,有老鼠、旱獭等,老鼠和旱獭身上的跳蚤是鼠疫的主要转播者,如果跳蚤叮咬过感染鼠疫的老鼠和旱獭,再去叮人,就会把鼠疫传染给人。

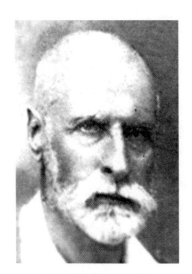
法国细菌学家耶尔森

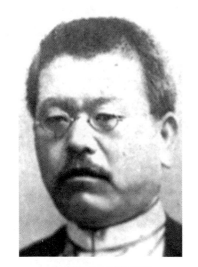
日本学者北里柴三郎

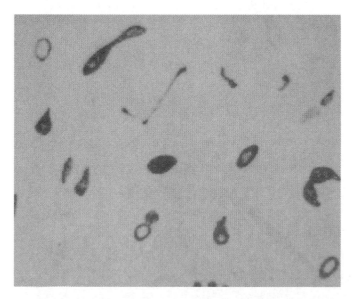
耶尔森和北里柴三郎在香港调查鼠疫时,发现了鼠疫的病原体是一种细菌,这种细菌就是鼠疫杆菌,后来又被命名为耶尔森杆菌

　　在科学对抗鼠疫的先驱中，我们还应该记住一个中国人的名字——伍连德。

　　伍连德，字星联，祖居广东新宁（今台山县），1879 年 3 月 10 日出

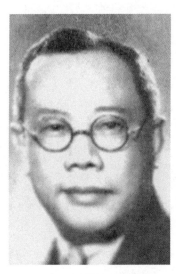

生于马来西亚槟榔屿一个华侨家庭。1902 年，伍连德获医学士学位，后在多所世界著名的研究机构从事医学微生物学研究工作，1903 年获剑桥大学医学博士学位，博士论文以破伤风菌为研究对象。1908 年，伍连德应清政府聘请，出任北洋医学堂协办（相当于医学院副院长）。作为一位流行病学家、微生物学家和病理学家，伍连德的专著《鼠疫概论》和《霍乱概论》，成为被世界同行广泛引用的经典。

伍连德

　　伍连德在祖国整整辛勤工作 30 年，为中国的预防医学事业做出了许多开创性贡献。1983 年，在由著名的流行病学家 J.M. Last 主编的《流行病学词典》中，伍连德是唯一被列入的中国流行病学家。早在 20 世纪 20 年代，梁启超就曾赞誉他："科学输入垂 50 年，国中能以学者资格与世界相见者，伍星联博士一人而已！"

　　1910 冬，肺鼠疫在东北大流行，疫情蔓延得很迅速，吉林、黑龙江两省死亡将近 4 万人。当时清政府还没有专门的防疫机构，国力衰微，不仅少医缺药，而且缺少起码的防疫知识。沙俄、日本均以保护侨民防疫为理由，要求派兵进驻东北，清政府急得团团转。就是在这危难之际，伍连德挺身而出，受任全权总医官，以钦差大臣的身份深入疫区领导防治。

　　他征用学校、戏院等公共场所，并改装成消毒所和临时医院，还争

取了许多地方中医的协助。在当时缺医少药的情况下,伍连德命令赶制了一批口罩,设立疑似病院和鼠疫患者病院,组织了庞大的运输队,培训、发动包括邮递员在内的各种服务人员投入防疫活动。另一方面,为了堵塞传染源头,焚烧感染了鼠疫的住宅,尤其是在奏请清廷批准后,顶住强大的传统势力,把因天寒地冻无法埋葬的 3 000 多具尸体,在 3 天内全部火化。当时人们送给伍连德一个雅号,称他是"鼠疫斗士"。

伍连德在朝廷的支持下,采取了科学果断的措施,取得显著成效。4 个月后,不再有新增病例,疫情得到了完全的控制。同年 5 月,他获得了清廷颁发的二级双龙勋章,还得到"医学进士"的功名,这在中国历史上也是绝无仅有的。

1911 年,伍连德还主持了在中国奉天,也就是今天的沈阳召开的万国鼠疫研究会议。当时有 11 个国家的医学专家参加了这个会议,各国专家互相交流防疫经验。会议历时 26 天,代表们在讨论防疫措施之余,还参观了东北的隔离医院,并举行了专门的追悼会,悼念那些在鼠疫防治中去世的中外医生。这是中国医学史上最早的国际研讨会,在鼠疫防治史上意义重大,也是我国科学发展史上很有意义的一页。这次会议不仅向全世界展现了中华民族与自然灾害斗争的勇气和智慧,而且在人类对抗瘟疫的斗争中,从科学实践和政府行为两方面,为世界树立了榜样,在那个国势衰微的年代,为中国人民争得了荣誉和信心。以此为契机,伍连德及时在我国创建了初步的现代防疫系统,并借此机会,收回了一批控制在列强手中的检疫权。

当时许多国家在边境、港口已经有了检疫站,而我国的港口检疫却控制在英国等一些列强手中。在南京第一次全国卫生会议上,伍连德提出从列强手中收回海关检疫权。在中央政府支持下,1930 年 7 月 1 日,全国海港检疫总管理处在上海成立,同时上海检疫所被收归国有,成为我国最大的检疫所,伍连德出任总管理处处长并兼任上海卫生检疫所所长。同时,政府还颁布了我国第一部现代检疫法规,结束了海港卫生检疫各自为政和由外国人控制检疫机构领导权的屈辱时代。

在当时的检疫程序中,列在第一位的传染病就是鼠疫,可见鼠疫早已成为世界头号传染病。直到现在,在国际检疫中,鼠疫仍然是第一号烈性传染病。我国法定的甲级传染病中,鼠疫也排在第一。

人与人之间的鼠疫传染,医学上叫人间鼠疫。人间鼠疫一般有眼鼠疫、腺鼠疫、肺鼠疫和败血症鼠疫几种类型。腺鼠疫患者通常在淋巴腺的地方长大疙瘩,疼痛剧烈,疼得甚至走不了路;腺鼠疫不及时治疗很快会转为肺鼠疫,肺鼠疫症状就是不停地咳嗽,咳得痰中带血。肺鼠疫传染性最强,可以通过空气、飞沫、接触传染,病死率也最高,在 20 世纪 40 年代以前,肺鼠疫的病死率几乎是百分之百。

▶▶ 科学抗击鼠疫 ◀◀

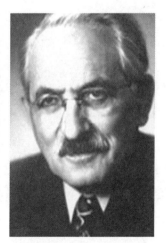

1944 年,美国科学家瓦克斯曼发明链霉素

1939 年,美国科学家瓦克斯曼发现链霉素,从此,鼠疫成为容易治愈的疾病。后来,人们发现,鼠疫杆菌对干燥、热或紫外线抵抗力弱,煮沸 1 分钟即可被杀死,一般消毒药如甲酚、漂白粉、新洁尔灭和乙醇等,均能杀死鼠疫杆菌,但该菌对于低温抵抗力很强,在冰冻组织中能生存数月至数年。科学家还发现,如果能够在发病 24 小时内进行抗菌治疗,绝大多数患者都可以转危为安。

直到 20 世纪 40 年代,在我国东北地区,鼠疫仍然有小规模发生。1949 年后,东北人民政府很重视鼠疫的防治工作,当时苏联专家来支援我国的抗疫工作,也给我们带来一些先进的鼠疫治疗技术和药品。苏联专家当时带来的治疗技术主要是抗鼠疫血清,后来,在使用抗鼠疫血清的同时,还加进了亚甲蓝、磺胺等混合治疗。抗鼠疫血清、亚甲蓝治疗腺鼠疫的效果很好。

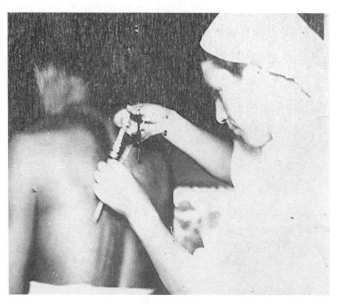

有了链霉素,鼠疫成为容易治愈的疾病

大约也是在 20 世纪 40 年代,苏联科学家研制出了鼠疫疫苗。当时东北政府给疫区的易感群众进行了疫苗接种,以预防鼠疫。鼠疫接种的预防作用能够持续半年,在第二年的高发期之前,需要再次接种。那些深入疫区的医疗人员,也需要接种鼠疫疫苗,但是,一般人群不需要接种这种疫苗。

1949 年,我国鼠疫研究专家纪树立先生在内蒙古通辽地区,用抗鼠疫血清加亚甲蓝和磺胺的办法,在 127 个腺鼠疫患者中,治愈了 89 人，治愈率达到 70%。但是，对于严重的肺鼠疫和败血型鼠疫患者，抗鼠疫血清的作用却不明显。用亚甲蓝和抗鼠疫血清治疗后，患者排尿都是蓝色的，既恐怖又痛苦。纪树立开始用磺胺和链霉素结合治疗，后来发现磺胺用时间长了，也有副作用。他想既然磺胺有副作用，能不能单独使用链霉素，就开始试验。现已退休的中国疾病预防控制中心的王叔纯研究员，当年曾经在东北隔离医院工作，她回忆说："单纯用链霉素，效果非常显著。血清和亚甲蓝治疗治愈率充其量也就是 50%，配合磺胺提高到 80%；只用链霉素，对腺鼠疫的治疗，只要病人就诊时尚未到垂死状态，治愈率几乎达到百分之百。"

纪树立不仅使用链霉素治疗鼠疫获得成功，还制订了链霉素对各型鼠疫的治疗方案，这些方案被沿用至今。纪树立先生有不少与鼠疫相关的故事。1952 年抗美援朝，美军在黑龙江甘南县空投小田鼠，因为当地平时没有这种小田鼠，群众警惕性很高，就报告给政府，政府派当时担任东北防疫队细菌科科长和动物科科长的纪树立前去调查。

纪树立接到任务后，开始研究甘南发现的小田鼠，做细菌分离。从直接感染鼠疫的老鼠体内分离鼠疫菌很容易，但是这些小田鼠在空中经过长途跋涉，生理状态不正常，要一代一代培养、化验、检查。经过耐心仔细的实验，纪树立鉴定出这个小田鼠不是当地种，并从小田鼠体内分离出鼠疫菌，以科学的证据，证实了美军细菌战的罪行。这个报告得到了国际专家代表团认证，获得了周恩来总理的表扬。

几十年来，纪树立和他的同事们，对我国鼠疫自然疫源地做了全面深入的研究，摸清了我国啮齿动物区系及蚤类的生态与分类；证实了我国东北及内蒙古自治区东部的鼠疫储存宿主是黄鼠；证实了长爪沙鼠也是鼠疫的主要储存宿主；揭示了我国鼠疫菌分型及其生态学、流行病学意义；阐明了我国鼠疫疫源地是一个特殊生态系，并据

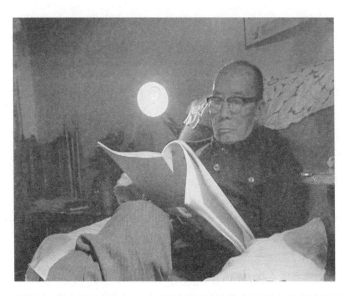

纪树立,鼠疫研究专家,1949年用链霉素治疗鼠疫获得成功,并制订链霉素对各型鼠疫的治疗方案,这些方案被沿用至今

此将我国鼠疫疫源地分为 8 块疫源地,为控制、防范和治疗鼠疫提供了科学依据。

▶▶ 远 离 鼠 疫 ◀◀

　　20 世纪中期至今,由于科学技术的发展,世界范围内的鼠疫大流行再没有出现过。由于科学技术的支持,以及卫生、医疗和居住条件的改善,人间鼠疫在我国已经被完全控制。据统计,20 世纪 40 年代,在我国,每个鼠疫点平均每年因鼠疫死亡 129.4 人;50 年代,每个疫点的死亡人数降低到 10 人;六七十年代,每个疫点死亡人数不超过 2 人;80 年代至今,每个疫点的死亡人数几乎降低到零。曾经多次爆发过鼠疫的东北地区,在最近的 40 年中,没有一例鼠疫感染者。

从理论上说,鼠疫作为一种自然疫源性传染病,只要宿主,比如鼠疫杆菌的宿主老鼠、旱獭、沙狐等动物存在,疫源就仍然存在。所以,从这个角度说,人类与鼠疫的斗争还将继续。中国疾病预防控制中心传染病研究所的研究员俞东征说:"防治鼠疫,我想人类还需要做得更多。比如环保问题,那些携带着细菌的动物们本来有它自己的栖息地,如旱獭生活在新疆、内蒙古等人烟稀少的地方,只有生态恶化,或者人类破坏了它的生活环境后,它无处藏身,才会带着细菌跑到居民生活区,从而增加了把病菌传给人的机会。人类目前已经能够对鼠疫实现早期发现、早期治疗,所以没有必要惧怕,但是也不能忽视,因为有些动物之间还发生鼠疫。另外,改革开放后,国际交流日益频繁,世界上有些国家还有人间鼠疫,要加强海港检疫。"

虽然鼠疫对人类已经不再构成威胁,但是科学家们从没有放弃对它的研究。2002 年,英国科学家完成两株鼠疫菌的全基因组序列测试,我国的鼠疫菌基因组序列测试也已经完成,进入最后的分析阶段,新一代的鼠疫基因工程疫苗也正在研制中。伴随着科学技术的发展,人类对鼠疫的认识将更加深入,为最终消灭鼠疫向前迈进了一步。

现在人类已经能够很好地控制和治疗鼠疫,这个在历史上曾经肆虐一时,令闻者恐怖的头号疫病,已经远离了我们的生活。回顾人类对抗鼠疫的历程,几个世纪的挣扎、逃亡、躲避和祈祷,都不敌科学的力量。所以,瘟疫并不如想象的那么可怕,关键是要科学地认识它,用科学的力量抗击它,这样,任何疫病都是可以战胜的。

（李　民　孙改萍）

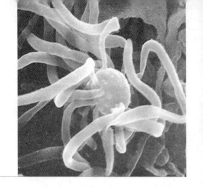

疟疾与奎宁

疟疾是地球上最古老的传染病之一，也是死亡人数最高的疾病。目前疟疾每年仍会造成全球 5 亿多人感染、200 多万人死亡。在几千年人类与疟疾抗争的过程中，发生过许许多多的故事。疟疾的元凶究竟是什么？它又是怎样置人于死地的，人类最终能否攻克疟疾？本章将为你揭开其中的奥秘。

 ▶▶ **狂风暴雨般的杀人疫魔** ◀◀

公元 5 世纪，罗马帝国正处在繁盛的顶峰，帝国的版图不断扩大。然而一场致命的瘟疫却被远征的军队悄然带回罗马。身体健壮的人们几天之内骤然死亡。瘟疫像风一样流动，几乎吞噬了整个罗马帝国。每天都有数千人死去，在这场瘟疫中，罗马帝国的一半人口死于非命。

与此同时，在地球的另一端，中国也遭到了同样浩劫。据史书记载，在云贵、两广一带，"自黄昏直至天晓，哭声不绝，瘴烟之内，阴魂无数"，这一年因感染这种所谓"瘴气"而死亡的人不可胜数。

这场如狂风暴雨般席卷人类的不知名的瘟疫就是疟疾。

疟疾，中国人又称其为"打摆子"。当人体感染疟疾后，典型症状是患者在发烧和无任何不适感这两种状态中反复循环。开始时是头疼、疲乏、肌肉酸疼、轻微腹泻和体温升高，这些模糊的症状经常会被误认为是流感或者胃肠炎。但当疟疾进一步发展,其症状则呈现为急遽的高烧、全身出汗、时冷时热,然后发展到人的意识逐渐丧失,随后是持续昏迷直至死亡。

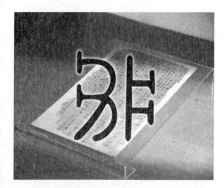

商殷时代出土的甲骨文中就有"疟"字

这种疾病在 3 500 年前已有记载,商殷时代出土的甲骨文中就有"疟"这个字。在近代医学昌明以前,人们一直认为疟疾是一种通过有毒的空气传染的恶性疾病。

在中国,大约在战国时代,中国经典的医学著作《黄帝内经》对疟疾的不同发病症状就有过详细的描述。公元 2 世纪,中国著名的医学家张仲景就已经写过关于热病的著作。

在西方,人们把疟疾称为 Malaria,认为是由于沼泽地热泥中产生的腐败或有毒气体所致。在 17 世纪的欧洲,人们普遍认为这种有害的气体通过呼吸或者污染的饮用水传播,导致人们患上无法治愈的热病。"Malaria"一词作为疟疾的医学术语第一次出现在公元 1560 年的意大利,在随后的 200 年中,Malaria 作为疟疾的代名词逐渐传到整个欧洲。在 1827 年,英国地质学家、著名医生约翰·迈克卢契(John Macculloch)首先将 Malaria 作为疟疾的术语载入英国的医学著作,他还建立了当时所有已知的疟疾学科有关知识档案。

东西方对疟疾的相似误解可以说是一种巧合,这种认识维持了几千年,直到 19 世纪末的两个重大发现,人们才得以纠正对疟疾的错误认识。

▶▶ **揭开疟疾的奥秘** ◀◀

18 世纪后期,自然灾害和战争导致疟疾流行的程度明显增高。1809 年,英国军队进攻法国时,从瓦尔赫伦岛登陆,在夏季 3 个月内,很多士兵还没有上战场,就感染了当地的疟疾,导致近 1 万名士兵死亡。在希腊独立战争期间,英法俄军也严重感染疟疾,1820年,法国部队在摩里亚半岛的沼泽区,热病造成部队士兵大批死亡。据俄国军医报告显示,当年俄军在这里感染疟疾的士兵高达 30 万人。

非洲的形势同样十分严重。15 世纪,葡萄牙探险者到达非洲寻找黄金,荷兰人、法国人和英国人也相继而至。虽然水手和商人的死亡人数高得惊人,但仍不乏准备去非洲的人。

1807 年,英国通过废除买卖奴隶的政令以后,皇家海军成立了一支封锁中队,半个世纪以来,这支船队一直在几内亚海岸监视海上贩卖奴隶的船只。由于这个中队每年都有大量的官兵和海员死亡而被称为"灵柩中队"。有一位船员缪恩在他的最后一封信中写道:"不幸,我们 45 名欧洲人在离开冈比亚时很健康,而现在只有 5 人活着。"

19 世纪后期,疟疾仍是殖民地探险者的主要卫生公害。英、法军队因热病造成的减员超过了战斗伤亡人数,英国海外驻军平均每年的发病率高达 50%。

在美国,1846 年的墨西哥战争,士兵将感染的热病带回美国南部和大西洋沿岸的家乡,引起疟疾流行。

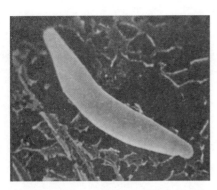
1880 年 11 月，法国军医拉弗郎在疟疾患者的血液中发现了月牙形的虫子，并且证实了这种寄生虫就是疟疾的真正元凶

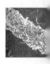

1880 年 11 月，法国军医拉佛郎（C.L.A Laveran）正在阿尔及利亚任职。他在检查一位疟疾患者的血液时，意外地在显微镜中发现了一种月牙形的虫子。这是一种人类从未见过的生物。在一年内，拉佛郎检查了 200 例疟疾患者的血液，其中有 148 人的血液中检查出同样的寄生虫。

拉佛郎的发现在当时的学术界引起了很大的争议。有些人认为沼泽水中的各种水藻和细菌是真正的病原体。有人从沼泽的淤泥、水和病人的尿中发现所谓的"疟疾杆菌"，用它们的培养物接种兔子可引起发热。这一错误的解释颇受一些细菌学家的支持。1884 年，拉佛郎在巴黎通过各种证据证实了疟疾的真正元凶就是他最初看到的那种月牙形的寄生虫。后来的科学家将这种月牙形状的生物取名为"疟原虫"。由于这一发现，拉佛郎在 1907 年被授予诺贝尔医学奖。

20 世纪末，英美考古学家从一处古罗马坟墓中，发掘出 1 500 年前罗马人的骨骸，通过 DNA 鉴定发现，罗马人的骨骸中含有疟原虫的基因样本。这一发现证实了千百年前加速古罗马帝国衰亡的，原来并不是什么 Malaria，疟原虫才是狂风般卷过的瘟疫元凶。

疟原虫离开了它的寄生体是无法存活的，它只能生活在它的寄生体中，不管是动物，还是人体，疟原虫一旦离开寄生体就会死亡。疟原虫其实是一种很脆弱的生命，它们只是不断地等待进入可供他们生长的活体，让它们繁殖。

疟原虫是地球上最狡猾的生命体，它们知道如何进入人体，它们能够骗过人体的免疫系统，绑架人体的细胞。今天，疟疾还在以每天6 000人的速度夺取着人类的生命。

科学家们认为，疟原虫的祖先可能出现在3 000万年之前，它们可以等待几个世纪，唯一的目的就是繁殖。

疟疾由4种疟原虫引起：恶性疟原虫、间日疟原虫、卵形疟原虫和疟疾疟原虫。这其中恶性疟原虫是最厉害、最致命的一种。

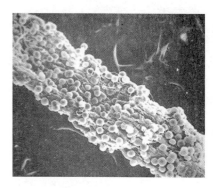

1892年，英国热带病医生罗斯（Ronald Ross）深入到印度疟区，研究疟原虫传播的方式。当时的印度每年死于疟疾的人有数百万。罗斯首先证明了饮用被疟原虫污染的水是不会患疟疾的。5年以后，罗斯解剖了一只刚吸过疟疾病人血的蚊子，在蚊子的胃里，他发现了数百个疟原虫的卵囊附着在蚊胃上，这一发现证实，疟疾是由感染疟原虫的蚊

1892年，英国热带病医生罗斯（Ronald Ross）发现数百个疟原虫的卵囊附着在蚊子的胃上，证实了疟疾是由感染疟原虫的蚊子传播的

子传播的。1902年，罗斯因发现蚊子是传播疟疾的媒介而被授予诺贝尔医学奖。

蚊子是疟原虫在自然界中最大的帮凶，疟原虫寄生在蚊体中，通过蚊子的飞翔和吸血，由蚊子传播给任何它能够寄生的宿主，包括鸟类、蝙蝠、老鼠、猴子直到人类，地球上有上百种生命都是疟原虫寄生的宿主。

蚊子是传播疟疾的唯一媒介，但是并不是所有的蚊子都传播疟疾，科学家已证实世界上能传播疟原虫的蚊子有400多种。

如果一种流行病能够通过像蚊子这样的隐秘通道传播，它将以难以置信的速度蔓延。

17和18世纪的英国一直流行疟疾，仅伦敦一个地区在1655年死亡报告中，有52 000人死于疟疾，许多病例是由远征印度、加勒比和非洲返回的士兵和水手从海外输入的。

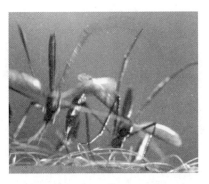

蚊子是传播疟疾的唯一媒介

在欧洲人对西印度群岛、非洲、南美、澳大利亚进行探险及殖民的历史中充满着惨痛的致死性疟疾的记载。

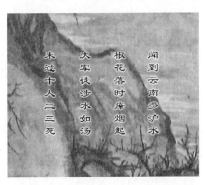

唐代诗人白居易的诗句让我们感受到那令人悚然的场面

而在我国，北抵黑龙江，南到海南岛，东起台湾岛，西至新疆都曾发生过疟疾的大流行。从唐代诗人白居易的诗句中，我们便能感受到那令人悚然的场面。"闻道云南有泸水，椒花落时瘴烟起，大军徒涉水如汤，未过十人二三死"。

古人不知道疾病来自何方，那些漂浮在疟区上空的白云，也被看成是能致人死亡的瘴气在悄然弥漫。在欧洲，人们戴上了口罩防止被瘴气传染，并焚烧各种能制造污浊空气的东西；在中国，人们烧香拜佛，祈求菩萨能为民消除灾难。不管人们采取何种措施，疟原虫却在寻找一个又一个健康的人体，繁殖着它们的后代。

自从拉佛朗发现疟原虫以后，全世界的科学家用了近一个世纪才最终揭开了这种生物的全部生活轨迹。我国著名学者陈佩惠在过去几十年中，跑遍了中国的疟区，解剖了数百万只蚊子，最终查清疟原虫在蚊子体内生活的全部轨迹。1995年，她的成果被收录到《世界优秀专利技术》中。在该书中，记录着疟原虫变形过程的照片第一次与公众见面。谁都不曾想到，不断给人类带来浩劫的疟原虫竟有如此美丽的外表。

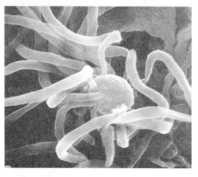
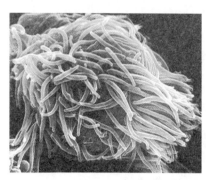

不断给人类带来浩劫的疟原虫竟有如此美丽的外表

在蚊子胃表面的虫卵发育成熟后，几千个疟原虫破壳而出，犹如菊花的花瓣，每个花瓣都是一个新生的疟原虫

在蚊子的胃表面，科学家们发现了几百个疟原虫的虫卵，当虫卵发育成熟后，几千个长条形状的疟原虫从虫卵中破壳而出，它们就像菊花的花瓣一样，一个花瓣就是一个新生的疟原虫。它们成熟以后，能游到蚊子的口器中。陈佩惠教授的研究证实，正是疟原虫庞大的群体入侵，才导致健康的人体在感染了恶性疟疾后，能在几天内骤然死亡。

疟原虫进入人体唯一的通道就是蚊子的叮咬。当蚊子的口器刺穿人的皮肤伸入到血管，蚊子口器中的疟原虫就能顺着蚊子的唾液进入到人体的血液中。此时，疟原虫顺着人体的血液流动，首先到达肝脏，入侵肝细胞。一个虫卵能在肝细胞中无性繁殖出数百个新的个体,此时人体会产生急骤的高烧。4 天以后,成千上万个新生个体再一次进入人体的血液,它们的目标就是疯狂繁殖。

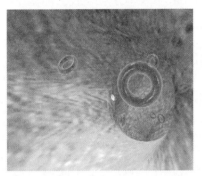

蚊子口器中的疟原虫顺着蚊子的唾液进入人体血液中,首先入侵肝细胞

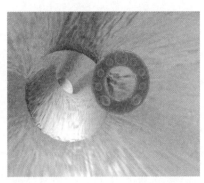

游荡在血液中的数百万个疟原虫迅速钻进红细胞进行繁殖,最终挤破红细胞

游荡在血液中的数百万个新生个体,能迅速选择血液中的红细胞,并能吸附在红细胞上,进而钻进红细胞内,再一次进行繁殖,红细胞最终被繁殖的个体挤破。大量的红细胞残骸会吸附在血管壁上,这些残骸最终引起人体内的血管堵塞或血管爆裂,这正是人体感染疟疾的死亡原因。

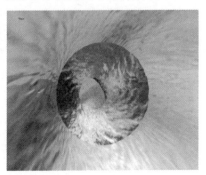

大量的红细胞残骸吸附在血管壁上,引起血管堵塞或爆裂,这是人体感染疟疾而死亡的原因

此时如果有蚊子吸食了感染疟疾患者的血液后,血液中的疟原虫又将感染另一个蚊子,进行新一轮的繁殖。

自 1898 年发现蚊子是传播疟疾的帮凶后,人们认为要根除疟疾首先是阻断传播疟疾的通道,于是全球掀起了“杀灭蚊子根除疟疾”的运动。1901 年,这种努力在古巴取得了最初胜利,人们将所有滋生蚊子的死水都抽干,当年古巴疟疾的病死率下降了90%。

一个更具雄心的计划是在20世纪30年代,二战后欧洲南部和南美洲计划用飞机喷洒杀虫剂杀灭那里的蚊子。而后,在1958年,美国国会投票决定投入大量资金在全世界展开灭绝疟疾的战役。

滴滴涕(DDT)杀虫剂是一种化学药物,这种化学药物不仅搅乱了蚊子的基因库,使蚊子产生了抗药性,还能毁灭所有无害的动物。1958年的伟大计划一直无法在热带国家实现,它根本无法应付长达数月的雨季留下的每一个小水塘。并且,任何空中喷洒的药剂都不能穿透热带雨林的复杂结构。滴滴涕灭蚊到头来成为一场灾难。1963年,美国撤回资金。一些国家这时已取得了非凡的成功。例如在英国,1955年发生了100万例疟疾,但是在1964年却只有17例;同年,整个印度只有1万例病人,无一人死亡。但是,当资金耗尽时,该计划只完成了很小的一部分。

蚊子在全球范围内卷土重来。人们最终意识到要控制疟疾的蔓延应该攻击的是疾病本身,而不是携带它的昆虫。

▸▸ 抗疟药的发展 ◂◂

事实上,人类发现抗疟药物的历史要比发现疟原虫早几百年。只是因为这种药物价格高昂而无法普及。

17世纪初,整个欧洲不断地流行各种以当地命名的热病,尤其是由远征热带地区的士兵和海员带回的新的热病。此时发生了抗击疟疾史上最重要的事件之一，世界上第一个能完全治愈疟疾的抗疟药物诞生。

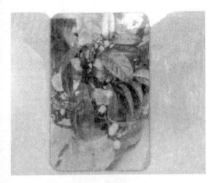

热带植物金鸡纳

1630年，西班牙的传教士朱安·鲁珀（Juan Loper）远渡重洋来到南美洲秘鲁的一个印第安人的部落进行传教，他用当地一种叫金鸡纳的热带植物的树皮制成药，治愈了在当地殖民的行政长官唐·洛佩兹（Don Lopez）所患的疟疾。唐·洛佩兹成为世界上第一位被治愈的疟疾患者。这一消息很快传到欧洲，许多国家都试图获得这种能治疗疟疾的特效药。1654年，西班牙国王派出探险队到秘鲁收集金鸡纳，随后很多欧

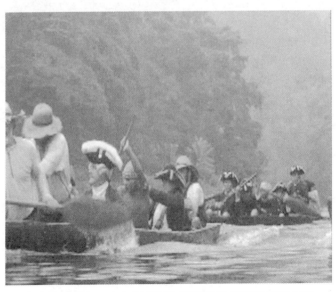

围绕着金鸡纳，一出出充满欺骗、偷盗与屠杀的故事接连上演

洲国家相继到秘鲁抢购这一特效药。围绕着金鸡纳，一出出充满欺骗、偷盗与屠杀的故事接连上演着。

由于当时航海运输风险很大，导致金鸡纳价格非常昂贵，金鸡纳传到欧洲后一直被教会把持，只在皇室贵族中使用。

然而，围绕着金鸡纳树皮治疗疟疾的实际价值，在欧洲发生了激烈争论。欧洲的医生被分成对立的两派。这种争论，不仅是由于当时难以鉴别真正的疟疾和其他疾病，也因为商品化后的金鸡纳质量严重掺假。一些科学家还错误地把金鸡纳树皮当成橡胶树皮，虽然这两种不同植物早已被植物学家认识，但在当时的欧洲对这两种植物的错误认识维持了近一个世纪。

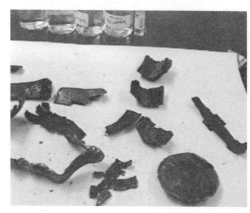

能治疗疟疾的金鸡纳树皮

1663 年，两位意大利人在认识金鸡纳的治疗价值方面起了重要作用。一位是赛巴斯特劳（Sebastiano Bado），他曾在罗马任医生，后来担任热那亚医院院长。赛巴斯特劳从秘鲁商人那里获得了大量金鸡纳，试图了解这种树皮的有效作用，他怀疑运来的树皮中有一些可能是赝品，并开始通过粉末和各种试剂进行比较。两年后，他在自己出版的著作中，发表了金鸡纳的药效成果。他坚持认为，金鸡纳树皮对许多患者的热病，尤其是致命的恶性热病"Malaria"非常有效，并提出了对儿童和体质弱的患者要适当减少金鸡纳的剂量。

另一位意大利人弗朗西斯科（Francesco Redi）曾任托斯卡纳宫廷首席医生，是寄生虫学的奠基人之一。他于 1671 年提出了金鸡纳树皮具有异乎寻常的效果,并通过动物实验证实了这种树皮对"Malaria"有特效作用。他认为金鸡纳的发现可以与战争中火药的价值相比。

英国医生罗伯特(Robert Talbor)的发现使金鸡纳最终在英国和法国获得了良好的声誉。他曾在剑桥大学学习药剂,后到法国,利用金鸡纳治愈了路易十四的儿子及皇室其他成员所患的疟疾。他认为,如果采用适当的制剂和给药的方法,金鸡纳树皮有很好的功效。他还在伦敦治愈查理二世的疟疾,因此被任命为国王的医生,后被授予骑士爵位。1682年,金鸡纳树皮作为疟疾的特效药被收入到英国医药著作《伦敦药典》中。

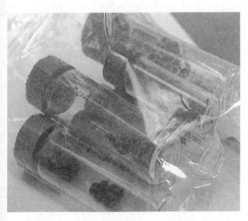

1820年,法国药学家皮勒帝艾尔(Pelletier)用金鸡纳树皮制成了著名抗疟药——奎宁

1820年,法国药学家皮勒帝艾尔(Pelletier)从金鸡纳树皮中分离出一种浓缩物质,对根治疟疾非常有效,这就是著名的抗疟药——奎宁。奎宁作为抗疟药从1900年后被广泛使用,但是仍限于欧洲及其殖民地。

当人们发现金鸡纳树皮对热病有特效后,滥用这种特效药的负面影响也逐渐显现。在印度,英国人将奎宁与充有碳酸气的水混合,加入杜松子酒来冲淡酒的苦味,从此奎宁成为一种用以增加饮酒的乐趣的添加剂而流行。奎宁不仅可以治愈疟疾,还能预防疟疾。英国殖民者有饮杜松子酒滋补的习惯,也许正是这样的习惯造成他们对药物的依赖,产生了黑水病,这种疾病是由病人排出黑色尿液而得名。有1/4的病人会不治而死。同时，疟疾时冷时热的反复发作会造成奎宁剂量增大，这一后果也会引起黑水病的产生。后来的科学家发现，大剂量地使用奎宁会导致奎宁粘到人体的红细胞上，免疫系统就会把运送氧气的红细胞当成外来的病菌杀死。

由于生产奎宁的资源有限，从 1924 年开始，世界各国的科学家相继开始研制开发新的抗疟药物。1934 年，德国科学家发明了更为有效的抗疟药物——氯喹，这种药物同样能完全杀灭疟原虫。随后各国研制的抗疟药物接连诞生，人类几千年来与疟疾抗争中第一次看到了希望。全球范围内的疟疾感染者数量急剧下降，印度的疟疾感染人数从 300 万人降到了 30 万人，中国从 3 000 万人减少到 100 万人。根除疟疾似乎指日可待。

然而，人们的希望在 30 年后破灭了。20 世纪 60 年代，抗疟药物在南亚地区失效，10 年后在整个东亚已全无疗效，从 20 世纪 80 年代开始，疟疾在亚洲又一次迅速蔓延。疟原虫对抗疟药产生的耐药性及基因变异使人类与疟疾之间的这场持久战争显得更加困难。尽管这两项研究成果可能还存在着某些争议，但专家认为，它们会让公共卫生面临更大的挑战。

美国哈佛大学公共卫生学院进行的研究证实，疟原虫对抗疟药的抗性可能是提前就产生的，该研究还发现了疟原虫是怎样在药物还未应用于特定地区前便战胜它。疟原虫能自身进化出一种新型的酶，它的作用就是攻击那些能损伤虫体的外来化学药物。20 世纪 80 年代在亚洲迅速蔓延的疟疾就是源于疟原虫自身这种新型的基因功能。

科学家证实，疟原虫对抗疟药的耐药性最早出现在泰国和柬埔寨交界地带。20 世纪 60 年代后期，柬埔寨在美国军事侵略和国内红色高棉起义的双重压力下，国家的社会结构面临崩溃，城市破败，成千上万的难民逃入泰国。自从 1979 年红色高棉政府垮台以来,柬埔寨战火不断,50 多万难民越过边界丛林逃往泰国。人类对野生动物栖息地的侵犯很容易惊醒沉睡在深处的微生物,柬埔寨也不例外。丛林深处的蚊子大多是携带疟原虫的疟蚊,在人类没有到来之前,疟原虫只通过蚊子的飞翔和吸血,寄生在丛林中各种哺乳动物中。当人类经过这里时,人体特殊的味道吸引了蚊子的到来,再加上人体的皮肤与动物的皮肤相比更易被蚊子口器刺入,蚊子很容易吸食人体的血液,大量的难民成了丛林中蚊子的美餐,人体的血液也把疟原虫带出了丛林,在很大的范围进行繁殖。

1960 年,氯喹和其他抗疟药对泰国和柬埔寨的疟疾患者的治愈率接近 97%,但是 10 年后,有效率已经降到 21%。当战争结束后,人们将具有耐药性的疟原虫带回自己的家乡,疟原虫又一次入侵当地的蚊子,造成新一轮耐药性的恶性循环。

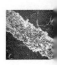

当各种抗疟药在全世界范围失效后,1980 年,世界卫生组织带领各国疟疾专家来到中国北京,鉴定一种由中国人自己研制的抗疟药——青蒿素,这一发明似乎又让人们看到攻克疟疾的希望。

1969 年,正同美国打仗的越南疟疾流行,许多士兵还未上战场就昏迷死亡,越南请求中国政府研究治疗疟疾的办法。当时,这项工作作为军备任务来开展。

青蒿素的发明人屠呦呦,在 1970 年接受这项任务后,便开始查阅大量的古代医书,一年以后她从传统的中药中寻找了 600 多种抗疟药的候选药材。通过实验筛选,她最终用一种不起眼的野草青蒿研制出了著名的抗疟药——青蒿素。

青蒿在我国有 2 000 多年的药用历史。20 世纪 70 年代发掘的马王堆汉墓中,人们从出土的《五十二病方》中就发现有用青蒿治疗痔疮的记载。而青蒿对于疟疾的疗效始载于东晋葛洪的《肘后备急方》，古人以"青蒿一握，水一升渍，绞取汁尽服之"来治疗疟疾。

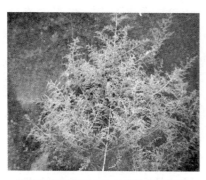
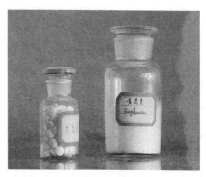

青蒿在我国有 2 000 多年的药用历史　　用不起眼的野草青蒿制成的著名抗疟药——青蒿素

由于青蒿素具有与过去抗疟药物完全不同的全新化学结构，并能完全杀灭疟原虫，它也成为随后一段时间里全球首选的抗疟药物。这项成果被科学家们称为疟疾研究领域的里程碑。世界卫生组织的一份声明认为，这项成果标志着全球公共卫生领域的一个转折点。青蒿素问世至今已近 50 年，科学家们发现，疟原虫对它的抗药性在一些地区开始显现。

　　# 基因研究带来的曙光　　

在世界上那些疟疾肆虐最严重的地区，科学家在探索新的抵抗疟疾的方法。其中一个例子就是镰状红细胞贫血症，其病因来自一种血色素基因变异。该变异能够引起令人痛苦的血液疾病，但也能保护患者不会罹患疟疾。现在，国际上很多研究人员认为，这是由于编码血细胞受体蛋白的基因发生了改变，可避免患上疟疾。2003年1月出版的《自然-医学》杂志中就有文章指出，在通常情况下，同一种蛋白是疟原虫表面表达蛋白的连接位点。

这两种蛋白质间的相互作用可促使疟原虫进入红血细胞，这是发病的必要步骤。在巴布亚新几内亚沿岸地区，疟疾非常普遍，多达46.5％的人群都发生了基因改变。这些人的红血细胞能够阻止疟原虫进入。此外，比起那些没发生基因变异的人，这些基因变异者体内的疟原虫在其红血细胞上附着得不太紧密。这些结果"提出了令人信服的证据，证明通过严重疟疾的自然选择，美拉尼西亚人中出现了这种变异"。

2002年10月，一个国际科学家小组宣布，他们已绘制出向人类传播疟疾的最主要蚊子种类——冈比亚按蚊的基因组序列图谱，这一成果有望用于研制防治疟疾的新式"武器"。当月，美国《科学》杂志和英国《自然》杂志联合在华盛顿举行新闻发布会，邀请有关科学家介绍冈比亚按蚊基因组草图的测定及初步分析结果，该研究正式发表于2003年5月4日出版的《科学》杂志。另外，科学家们在新闻发布会上还宣布，《自然》也将刊登其他研究小组绘出的疟疾寄生虫——恶性疟原虫基因组草图的研究论文。

这项研究的负责人、美国塞莱拉公司的霍尔特指出，通过识别与蚊子对杀虫剂的抵抗力有关的基因，有可能为研制新的、更有效的杀虫剂提供靶标。如能识别出决定冈比亚按蚊为什么喜欢叮咬人的基因，也有可能有助于开发新型驱蚊剂。

该期《科学》杂志除刊登霍尔特小组的研究结果外，还发表了十几篇相关研究论文、报告和评论分析性文章，从多个角度探讨蚊子基因组信息在疟疾防治领域的可能用途。

美国科学家经过 6 年研究终于解开疟原虫的基因图,共有 14 条染色体,包含了 5 300 个基因。科学家已找到传染疟疾的冈比亚按蚊传播疟疾时的功能基因,这种能闻到香气的强力接收器,使蚊子能在数里外嗅到它的猎物,人类皮肤的脂肪酸是招来蚊子的原因。

人类基因组草图已绘就,恶性疟原虫这一最厉害的疟疾寄生虫及其最主要传播渠道——冈比亚按蚊的基因密码如今也被破译,意味着科学家们获得了完整研究疟疾传播周期的所有遗传信息。专家们认为,这无疑将为战胜疟疾提供前所未有的机遇。

▶▶ 抗争远未结束 ◀◀

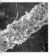

非洲炎热的气候非常有利于蚊子的繁殖,这里也成为世界上恶性疟疾流行最严重的地区,疟疾流行的面积已占到整个非洲版图的 90%。每天有 3 000 多人死于疟疾,其中大多数是儿童。人们平静的生活被瘟疫打破了,面对不断蔓延的疟疾,人们束手无策。

据世界卫生组织的统计,全世界有 90 个国家、21 亿人口正处在疟疾的威胁中。疟疾这一古老的传染病如今仍在威胁人类。据统计,全球每年有 5 亿人感染疟疾,近 300 万人因此死亡,其中 90% 发生在非洲撒哈拉以南地区。蚊子会通过叮咬、吸血将疟疾寄生虫传播给人,科学家们形象地比喻说,在疟疾传播过程中,蚊子是"枪",寄生虫是"子弹",而人是"牺牲品"。

通常疟疾只分布于冬季最低气温 16℃ 以上的区域,由于全球变

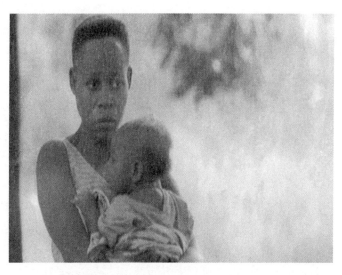

非洲炎热的气候非常有利于蚊子的繁殖,这里成为世界上恶性疟疾流行最严重的地区,面对瘟疫人们束手无策

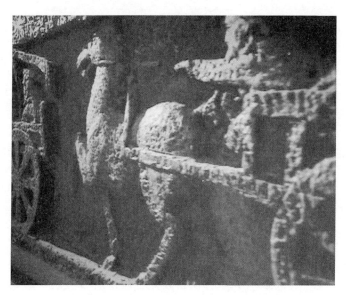

全世界有 90 个国家、21 亿人口正处在疟疾的威胁中

暖使许多地方出现暖冬,因此疟疾将向高纬度和高海拔地区传播。例如,在英国北威尔士这样的温带地区,人们已经发现一种通常在非洲北部才有的蚊子。此外,高海拔的城市,如津巴布韦的哈拉雷和肯尼亚的内罗华,也常处在疟疾大爆发的威胁中,而且人们很难为此进行有效的防疫。一项研究表明,2050 年将有 100 万人死于疟疾。

　　"疫苗"应用在全世界已有 200 年的历史,但在第二次世界大战后人用疫苗才迅速发展,20 世纪最后 10 年被称为"疫苗 10 年"。特别是近年来免疫学的发展促进了疫苗研制与开发。大量有希望的新型疫苗正不断用于临床。最先进的技术不仅可开发新型疫苗,还可用于改进现有疫苗。尽管到现在还没有一种成功的疟疾疫苗,但是科学家们认为,人体接种疫苗将是预防疟疾的最终办法。2002 年 7 月,世界卫生组织疫苗委员会在日内瓦召开了疟疾疫苗的筹备会议,并成立了两个国际性临床试验小组。

　　从 19 世纪末人类发现疟原虫后,逐渐了解了这个生物在人体中的全部生活轨迹,并研制出各种攻克疟疾的办法。人类最终会找到一种有效的办法去阻断疟原虫进入人体,从而战胜疟疾这一古老的疾病。

　　但是,客观地来看,一种疾病消失后,一定还会有新的疾病出现,这是自然界的一种常态。

　　陈佩惠教授曾说过这样一段话:"撇开疟原虫对人类的危害,我是在欣赏一个生物,在 50 年的疟原虫研究中,我似乎一直处在一个艺术的世界里,欣赏它们,那种美只有当你看到它时,你才能体会到,像花儿一样。"

　　疟原虫是自然界的一部分,人类也是大自然的一部分,只是因为蚊子的存在,它们进入了人体,导致人生病、死亡,人们要做的是如何对付它们,而不是漠视它们。

　　人类跟疟原虫间的关系在继续进化，就像它们一直在利用我们，我们现在也利用它们，无论谁是主宰，人类最小的敌人都不会消失，我们永远跟最卑微的生物进行殊死战争。

（周　俊　车爱琳）

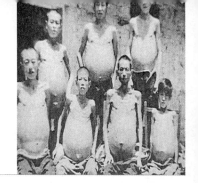

血吸虫病与《送瘟神》

公元 208 年，正值东汉末年，各路诸侯雄起纷争。号称规模 80 万的曹操大军在湖北赤壁与孙权、刘备的军队激战。最后，兵力强盛的曹操大败而回。历史称这场战争为赤壁之战。曹操为何失败？1 000 多年来，大多数史学家认为这是孙权、刘备设下火烧赤壁的妙计，以弱敌强战胜了对手。但是，除了火烧论以外，也有学者认为，曹操的失败可能是由于他的军队感染上可怕的疾病。陈寿的《三国志》中说："建安十三年，秋八月。公南征刘表……公至赤壁，与备战不利，于是大疫，吏士多死者，乃引军还。"《资治通鉴》中，周瑜对孙权分

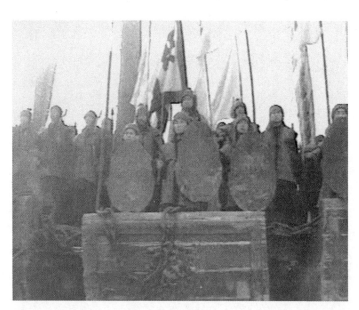

有学者认为，曹操在赤壁之战中失败可能是由于他的军队感染上了可怕的疾病——血吸虫病

析曹军诸多不利因素时认为："远涉江湖之间，不习水土，必尘疾病。"在《三国志》《资治通鉴》中还有"太祖征荆州还，于巴丘遇疾疫""建州十三年……时大军征荆州，遇疾疫""刘备、周瑜水陆并进，追操至南郡，时操军兼以饥疫，死者大半……引军北还"等叙述。有学者认为，曹操在北战胜利之后大军南征，志在必得，若不遇到大的疾疫，是不会轻易罢休的。那么什么样的疫情导致曹军惨败呢？

专家分析认为，从当时曹操和孙权、刘备作战的地点和时间来看，曹操军队中极有可能流行血吸虫病。赤壁之战的有关战场大都是在湖北、湖南两省的血吸虫病严重流行区，这些地区河网交织、水草丰盛，具备血吸虫病繁衍流行的最佳条件。赤壁之战虽然在冬天，但是转徙、训练水军都是在秋天进行，而这个时间是血吸虫病的易感季节。血吸虫病从感染、潜伏到发病需一个多月的时间，刚好到冬天，赤壁决战时士兵已是疲病交加，软弱不堪了。刘备、孙权的军队有过血吸虫病感染史，再感染时或多或少有一定的免疫力，急性期已过，患重病的已亡，大多数属慢性期；而曹军却是初期感染，易于发病，症状格外严重，甚至会大量死亡。

肆虐的瘟神

血吸虫病的流行带来了无穷无尽的灾难。患了血吸虫病，儿童不能正常生长发育，成为侏儒；育龄妇女不能生育；青壮年丧失劳动力。晚期病人出现巨脾腹水的现象，民间因此称血吸虫病为"大肚子病"。在一些血吸虫病严重流行区，患病的百姓相继死亡，农村慢慢地人烟稀少，十室九空。人们也无心从事耕作，田园大量荒芜。很多疫区的灾民纷纷逃难，造成了一片萧瑟荒凉的悲惨景象。人们把血吸虫病称为"瘟神"。

　　1973 年 7 月，我国科研人员对长沙马王堆一号汉朝古墓的女尸进行了解剖学、病理学研究。据推算，马王堆汉朝古墓应该建于公元前 206 年。科研人员发现，在这具女尸的直肠及肝脏中居然有血吸虫卵。科学家推测，在 2 100 多年前，湖南长沙地区就已经有血吸虫病流行，在中国的医学古籍中也有类似血吸虫病症状的记载。隋巢元方《诸病源候论》载："江南有射工毒虫……夏月在水中，人们水上及以水洗浴或大雨潦淋，乃逐水便流入人家……初得此病如伤寒或似中恶。"《论水毒候》云："自三吴以东及南诸山郡山县，有山谷溪源处，有水毒病，春秋辄得……初得恶寒头微痛……或有下血物和烂肝。"1975 年上半年，我国文物考古工作者在湖北省江陵县发掘了一

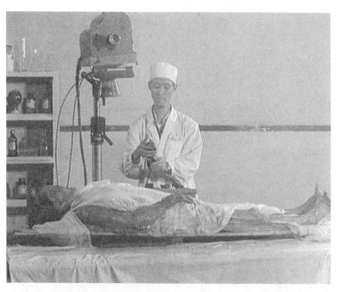

马王堆汉墓据推算建于公元前 206 年，科研人员发现，在这具女尸的直肠及肝脏中居然有血吸虫卵

个西汉墓,出土了一具保存完好的男尸,死者名"遂",是江陵县市阳里人,爵位为五大夫,下葬于公元前 167 年,距发掘出土已有 2 142 年。古尸出土时,在内脏里发现有血吸虫寄生虫卵。血吸虫卵的发现,与马王堆一号汉墓女尸中查出的血吸虫卵相印证,说明 2 000 多年前,血吸虫病在两湖地区就已流行。江西的南昌在古代又叫洪州和豫章,洪州和豫章的血吸虫病在古代记载有很多。晋代葛洪的《肘后方》里面记载:"蛊疾蛊灾洪州尤盛。"唐代《外台秘要》里记载:"豫章蛊疾无村不有,无县不有。"

中医的认识

对于血吸虫病,我国许多医学家通过中医的理论来认识,并且配制出一些药方,取得了一定疗效。在地方史志《溧阳县志》中有这样的记载,在今江苏溧阳地区,由于老百姓"依洲旁诸""力事农耕""坐收渔苇之利",这样的生产与生活习惯很容易感染血吸虫病。唐朝的时候,溧阳附近竹林寺有一个和尚研制出一种治疗血吸虫病的药方,附近得了血吸虫病的老百姓都向他求药,常常用一匹绢布换一服药,药方非常灵验。当时溧阳地区有一个官员的女儿得了血吸虫病,也来求助于竹林僧。他把给女儿准备的嫁妆都捐给寺庙买得药方,过后,这个官员把药方刻在石头上,让更多的老百姓可以依照药方治愈血吸虫病。唐朝末年,由于兵荒马乱,这块石头也不复存在了,但是这个药方至今还流传。《溧阳县志》始修于宋乾道八年(1172 年),文中的药方被称为"疗蛊毒大神验方"。唐代孟诜将它辑入《必效方》,唐代王焘撰《外台秘要》,转录此方称"李饶州法,云奇效"。在此之前,晋代葛洪《肘后方》载此方,仅剂量与《外台秘要》略有差异。1927 年甘肃武威出土的东汉《医简》，已有使用斑蝥治疗症瘕的药方。这一药方已经流传千年。《溧阳县志》称溧水、溧阳"旧多蛊毒"，容易得血吸虫病。竹林僧所用的治蛊毒方剂，可以利尿消肿，缓解症状。而方剂"刊石于二县之市"，可以普及防治知识。隋代人讨论了其传染途径，而唐代人已"欲更其俗，绝其源"。除服药以外，还通过改变劳动方式和生活习惯来改善卫生条件，这可说是古代防治血吸虫病的良策。

由于当时知识水平、科技水平有限，中医只能从表面症状治疗血吸虫病。具体血吸虫病到底是何种病，怎么引起的还不是很清楚，只能是一个模糊的认识。当时的中医学家把血吸虫病归纳在虫病的范围里面，中医通过改善血吸虫病的症状比如发烧、肝功能衰退等下药，虽然取得一定疗效但无法做到有效地根治。

▶▶ 我国血吸虫病的特点 ◀◀

后来的科学家发现，我国历史上长期流行着的血吸虫病属于日本血吸虫病（简称血吸虫病）。寄生在人体的血吸虫主要有3种：日本血吸虫、曼氏血吸虫和埃及血吸虫。1874年，日本人藤井最早发现，广岛片山脚下农民接触稻田后手脚发生皮疹，随之产生一系列病状，他称之为片山综合征。后经证明，这种病就是日本血吸虫病。1904年，桂田富士郎在猫的门

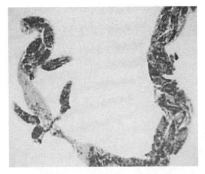

我国历史上长期流行着的血吸虫病属于日本血吸虫病（简称血吸虫病）

静脉内发现血吸虫成虫。1909 年,藤浪健和中村八太郎在片山流行区用动物试验证明血吸虫经皮肤侵入人体。故名日本血吸虫。

近代以来,我国首次发现流行日本血吸虫病可以追溯到 1905 年。有一个叫洛根(Logan)的外国传教士在湖南常德一例下痢患者的粪便中检出了日本血吸虫卵。差不多同时,一位英国医师在解剖一例福建籍华侨的尸体时,在其肠系膜血管中发现了日本血吸虫雌、雄成虫,从而用现代医学手段科学地证实我国有日本血吸虫病的流行。

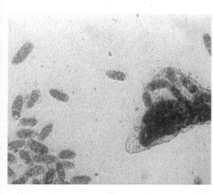

血吸虫卵

血吸虫的生活史包括成虫、卵、毛蚴、胞蚴、尾蚴及童虫等 6 个阶段。感染血吸虫的人或其他哺乳动物从粪便中排出虫卵,若粪便污染了水,虫卵被带进水中,在水里孵出毛蚴;毛蚴能在水中自由游动,并主动钻入水中的钉螺体内,发育成母胞蚴,进行无性繁殖,产生子胞蚴;子胞蚴再经一次繁殖,产生大量尾蚴,尾蚴离开钉螺在水中自由游动。人们通过生产劳动、生活用水、游泳戏水等各种方式与含有尾蚴的水接触后,尾蚴便很快钻进入体皮肤,进入皮肤后即转变成童虫,经过一定时间的生长发育,最终在肝、肠附近的血管内定居寄生,并发育成熟,成为成虫。雌、雄成虫结伴合抱,交配产卵,每条雌虫每天可产卵两三千个。这样一个周期即是血吸虫的一生,即生活史。在血吸虫的生活史中,有两个宿主:一个是被成虫寄生的人和其他哺乳动物,称为终宿主,许多种哺乳动物都可成为血吸虫的终宿主;另一个是被幼虫寄生的钉螺,叫中间宿主,钉螺是日本血吸虫的唯一中间宿主。

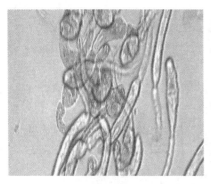
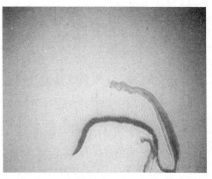

血吸虫毛蚴　　　　　　　　　　　血吸虫童虫

钉螺的外壳呈圆锥形，就像一个小的螺丝钉，因此得名。钉螺由螺壳和软体两部分组成。软体部分的前部为头、颈、足和外套膜，后部是内脏。螺壳有 6—8 个螺旋。表面有纵肋者称肋壳钉螺，壳长约 10 毫米，宽约 4 毫米，生存在湖沼或水网地区；壳面光滑者为光壳钉螺，比肋壳钉螺稍小，长、宽分别为 6 毫米和 3 毫

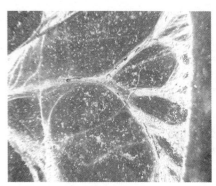

血吸虫童虫经过一定时间的生长发育，最终在肝、肠附近的血管内定居寄生，并发育成熟，成为成虫

米，在山丘地区多见。钉螺壳口呈卵圆形，周围完整，略向外翻，有角质厣片。钉螺为水陆两栖动物，有雌、雄之分，常在气温 15—20℃时活动，主要靠吃藻类生存。钉螺本身的活动范围并不大，但钉螺可随水流漂到很远的地方，也可附着在杂草或其他漂浮物上扩散到远处。人们穿的草鞋、牛蹄间隙、打水草或移种水生植物（如芦苇、茭白等）、运送鱼苗等也能使钉螺扩散。钉螺扩散后，遇到适宜的环境便"安家落户"、孳生繁殖，形成新的钉螺孳生地。钉螺的寿命一般为 1 年，有

的钉螺可存活 2—3 年,甚至超过 5 年。感染了血吸虫毛蚴的钉螺叫感染螺,感染螺的寿命一般不到 1 年,最长的也可存活 2 年多。

男女对血吸虫的易感性并没有差别。虽然各地男女感染的人数有些差异,那是由于男性和女性劳动方式和生活习惯不同的缘故。在湖沼和一些水网流行区,男性主要从事生产劳动,如经常在疫水中捕鱼、捞虾、打草、砍樵、耕耘、收获和打粽叶等,接触疫水机会多。妇女较少参加生产,主要是料理家务,相比之下女性血吸虫感染率往往低于男性。在山区和某些水乡小镇,男性多从事副业,女性则经常在疫水中洗衣,这类地区女性血吸虫感染率高于男性。在一般的流行区,5 岁以下的幼儿接触疫水的机会较少,因而感染率较低。5 岁以上的儿童渐渐喜欢在湖边或河、沟边戏水、游泳,感染率迅速上升。10 岁以后因逐渐参加割草、放牧、捕鱼虾等生产劳动,同时,戏水、游泳者更多,血吸虫感染率就上升更快。成年后投入农业或渔业生产,经常与疫水接触,血吸虫感染率也就大大提高。老年人因身体衰弱,体力减退,在田里或水中的劳动次数减少,接触疫水的机会也随之减少,获病的概率也随之降低。

人在一年四季都可能感染血吸虫,但在气温较高的 4—10 月份最容易感染。不同地区、不同职业、不同习惯的人感染血吸虫的高峰季节也不相同。冬天,当天寒地冻,河水、湖水、塘水结冰或干枯时,感染性钉螺极少甚至不逸出尾蚴,形成较长时间的血吸虫非易感季节,感染不容易发生。在某些血吸虫病流行区,冬季气温不一定很低,仍有可能发生感染。春季雨水多,气候温暖,最适宜钉螺活动。加上人们春耕生产繁忙,下水的次数多,因此感染的机会较多。夏季气温高,下湖、下河游泳、洗澡的人数多,接触疫水的时间长,身体暴露的面积也大,就很容易感染。另外,在洞庭湖、鄱阳湖湖滨和长江沿岸一些地区,洪水季节到来时,由于抗洪抢险突击下水人数增多,因此,受感染的人数也有可能增加。一般来说,急性血吸虫感染以夏季最为常见。秋季温度也适宜钉螺活动,且又是捕鱼的好季节,鄱阳湖、洞庭湖等沿湖地区居民纷纷下湖捕鱼、捉虾,常常发生急性感染。因此,秋季同样是感染血吸虫的一个重要季节。

医学上把容易感染血吸虫的地方称作易感地带。此外,也有大量尾蚴随水流扩散到无螺地区造成感染的情况。不同类型的疫区其易感地带的地形、地貌也不相同。在水网地区,易感地带常常位于居民点附近,如居民因生产生活常去的地方,或船民、渔民经常停靠船只的码头附近,或牛棚及耕牛过河渡水的渡口附近,或排灌渠道内。在湖泊、沼泽地区,易感地带大多是地势低洼、地形复杂、感染性钉螺密度高、人畜活动频繁的江、湖、洲、滩、孤岛或新围堤坑尚未开垦的地段。丘陵和山间平坝地区的易感地带常在居民区周围的池塘、沟渠和小溪附近。高山型地区的易感地带主要为梯田,其次是家畜放牧的草铺和坑、塘、沟等。

临床上血吸虫病可分为急性、慢性和晚期3种。急性多发生于初次感染者,但少数慢性甚至晚期血吸虫病患者,在感染后也可以发生急性血吸虫病症状。急性血吸虫病患者在接触疫水后1～2天内,有的人在接触部位的皮肤会出现点状红色丘疹,而且奇痒不已。急性血吸虫病患者潜伏期平均在40天,多数在3周至2个月。发热是急性血吸虫病的突出症状。急性血吸虫病患者体温午后开始逐渐升高,傍晚时达到高峰,至午夜大汗热退,热退后病人的自我感觉恢复良好。急性血吸虫病患者绝大多数有肝脏肿大,并伴有压痛的现象。感染较重,或反复感染的病人可能出现脾肿大,如果不及时治疗,病人迅速出现消瘦、贫血、营养性水肿和腹水,最后导致死亡。

慢性血吸虫病患者和晚期血吸虫病人的症状不如急性血吸虫病

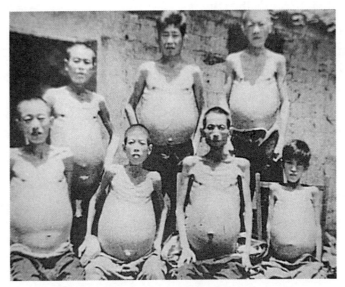

1874年,日本人藤井最早在广岛片山脚下发现农民接触稻田后,手脚发生皮疹,随之出现浮肿、肝脾肿大等一系列症状,称之为片山综合征

患者明显,但如长期不进行治疗,病人将会出现肝硬化等致死的并发症。

20世纪20年代,血吸虫在我国的危害引起全国关注。科学家在不少地方,如湖北、湖南、江苏、浙江、福建、四川、广西、云南、广东等部分流行区开展了小规模调查。至1949年,血吸虫在我国地区分布的轮廓已被初步确定。全国6亿人口中血吸虫病人超过1 000万,1亿人口受到感染威胁,其中晚期血吸虫病人60多万。江西省余江县本来是个物产丰美的鱼米之乡,这里山清水秀,老百姓的日子丰衣足食。由于血吸虫病的流行,余江县由一个令人神往的桃花源成为人间地狱。从1920年—1950年30年间,余江县死于血吸虫病的就有29 000多人。到20世纪50年代初,余江县仍有1 300多血吸虫病人。余江县里到处是棺材田、寡妇村。当时有首民谣:"蓝天畈的禾,亩田割一箩,好就两人扛,不好一人驮。"湖北省阳新县20世纪40年代有8万多人死于血吸虫病,毁灭村庄7 000多个,荒芜耕地约1.5万公顷(23万余亩)。1950年,江苏省高邮县新民乡的农民在螺洲滩下水劳动,其中4 019人患了急性血吸虫病,死亡1 335人,死绝45户,遗下孤儿91个。血吸虫病不仅严重危害人体健康,同时对家畜也会造成极大危害。家畜得了血吸虫病后出现下痢、消瘦和生长迟缓,免疫力下降,若不及时治疗,有可能导致死亡,严重影响农业和畜牧业的发展。

▶▶ 防治血吸虫病掀开新的一页 ◀◀

新中国成立后,中央人民政府开始充分重视血吸虫病,中国的血防事业真正开始了。建国初期,政府在上海成立了血吸虫病防治委员会,协调医务工作者,组成医疗队深入疫区查治病人。1955年秋,毛泽东南下杭州,召开华北、华中、中南16省省委书记会议,商讨农业发展纲要。会议期间,他亲自到嘉兴了解血吸虫病疫情,血吸虫病令南方12省劳动力严重丧失的情况使毛泽东感到忧心忡忡,他指出,要想发展农业一定要消灭血吸虫病。1955年冬,中央防治血吸虫病9人领导小组成立,从中央到地方都成立了相应的组织机构。1957年4月,国务院颁发了周恩来总理签署的《关于消灭血吸虫病的指示》,从此掀起了消灭血吸虫病的群众性运动。

为了彻底根除和预防血吸虫病,我国农村首先开展了杀灭血吸虫的中间宿主——钉螺的工作。遏制钉螺的滋生,将能有效地截断血吸虫病的传播途径。一场改天换地的战斗在血吸虫病疫区展开。当时血吸虫区经常采取围垦的办法,有些地方冬天要深翻土地,把表面带有钉螺的一些土埋到地下。钉螺经常滋生在排灌沟的两边,排灌沟用了几年之后就要掩埋,重新在旁边挖一条新沟。通过喷洒药物等方法,有效地控制了钉螺的数量。经过努力,在血吸虫病流行的 12 个省市中,消灭钉螺面积达 90 多亿平方米,占有螺面积 80％以上,取得了卓著成效。

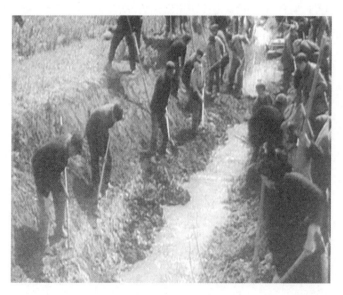

为了彻底根除和预防血吸虫病,我国农村首先开展了杀灭血吸虫的中间宿主——钉螺的工作

解放初期,我国采用了各种中西医结合的方式治疗血吸虫病。最初,我国医疗部门采用血防 846 或者一些锑剂,可以有效治愈血吸虫病。如在浙江嘉兴的一个农村,有一个女孩叫娄玉妹。娄玉妹在 15 岁时感染了血吸虫病,当时体重仅 30 来斤。在当地的血防医院,医生采用了新的医疗手段治愈了娄玉妹。如今的她已经结

婚生子,过上了正常人的生活。采用中西医结合研制的血吸虫病药物,成功地治愈了像娄玉妹这样许许多多的血吸虫病人。

采取了一系列综合措施后,我国血吸虫病的控制取得了卓著成效。统计资料表明:到 1996 年为止,在全国原 400 个血吸虫病流行县、市中,已有 227 个县、市消灭了血吸虫病,55 个县、市基本消灭了血吸虫病,仅有 118 个县、市的血吸虫病尚未灭绝。经过一系列措施,全国有效地控制了血吸虫病的流行。

1958 年 6 月 30 日,《人民日报》对江西省余江县率先消灭了血吸虫病的情况进行了报道。当时在杭州的毛泽东读到报道后,非常高兴,"浮想联翩,夜不能寐",写下了两首诗,命名为《送瘟神》。其一:绿水青山枉自多,华佗无奈小虫何!千村薜荔人遗矢,万户萧疏鬼唱歌。坐地日行八万里,巡天遥看一千河。牛郎欲问瘟神事,一样悲欢逐逝波。其二:春风杨柳万千条,六亿神州尽舜尧。红雨随心翻作浪,青山着意化为桥。天连五岭银锄落,地动三河铁臂摇。借问瘟君欲何往,纸船明烛照天烧。

▶▶ 不 懈 的 努 力 ◀◀

1998 年,我国长江流域发生百年不遇的大洪水。在这场洪水中,解放军、灾区群众奋战在抗洪第一线,体现了伟大的抗洪精神。洪灾发生和消退时,还有一支队伍始终在灾区坚持岗位,那就是血吸虫病防疫医务队。长江流域是血吸虫病流行的区域,洪水的发生将有可能使该地区血吸虫病重新抬头。原来血吸虫病流行区的卫生人员采取大量措施,提前预防,防止血吸虫病卷土重来。由于血吸虫病的流行,严重影响了人民的身体健康,制约了农村经济的发展。面对如此严峻的血防形势,各级疫区政府把"防汛保平安"和"防病保生命"当作政府两件大事来抓,以灭虫螺和消灭污染源为主,将血防灭螺与农田水利建设、农业综合开发、水产养殖、发展生态林等有机结合起来,每年灭螺面积5万亩,并建设了一批高质量的阻螺工程。各地区也出台符合本地区实际的关于血吸虫病的防治法规,依法管理血吸虫病防治工作,并制定出综合治理措施,切实保障民众的身体健康。

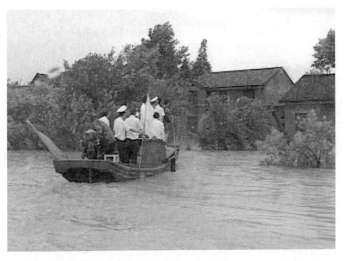

1998年,我国长江流域暴发百年不遇的大洪水。在洪灾发生和消退时,还有一支队伍始终在灾区坚守岗位,那就是血吸虫病防疫医务队

目前我国科技部门也在大力研究治疗血吸虫病的新技术,现在治疗血吸虫病的药物研制工作有了很大的进展。在医院,如果诊断为血吸虫病,医生将选用吡喹酮进行治疗。根据世界卫生组织的研究,该药治疗效果明显,副作用低,是治疗血吸虫病的首选药。

科技的发展也使治疗血吸虫病的手段越来越先进。武汉大学医学院寄生虫教研室董惠芬教授的科研项目——"细胞因子诱导日本血吸虫培养细胞增殖的研究"已经成功地使日本血吸虫培养细胞发生了分裂、增殖，为建立日本血吸虫培养细胞系扫清了障碍。世界卫生组织热带病研究与培训规划署曾在 1992 年明确指出：今后血吸虫研究的重点是建立一个用于药物筛选和疫苗研究的无限增殖的培养细胞系，建立这一"培养细胞系"成为世界各国科学家的研究难题。1994 年 10 月，董惠芬受武汉"晨光计划"资助，率先在中国进行血吸虫成虫、童虫体外培养，打破美国学者血吸虫成虫体外培养成活 28 天的世界纪录，使血吸虫成虫体外培养成活达 184 天，童虫体外培养成活达 213 天，为建立一个用于药物筛选和疫苗研究的无限增殖的培养细胞系提供了物质"平台"。以中国科学院曹文宣院士为组长的专家组对这项成果进行了评审，曹文宣院士认为，"该项成果属国内外开创性研究，具有重要的理论与实际意义，科研成果达到国际先进水平。"同时，他希望继续给予该课题组经费支持，开展进一步深入研究，尽早建立血吸虫的培养细胞系。

由华中科技大学同济医学院石佑恩教授主持完成的卫生部总理基金资助重点项目——"日本血吸虫 DNA 疫苗的构建及其保护性免疫的研究"也通过了专家鉴定。该项目构建的血吸虫 DNA 疫苗为血吸虫疾病的防治又添加了一个有力武器。石佑恩教授等课题组人员在卫生部专项基金的资助下，于 1997 年在国内首先将 DNA 疫苗技术应用于血吸虫病疫苗的研究，进行了 3 种单价 DNA 疫苗的构建、鉴定、表达。经多次动物实验证实：血吸虫 DNA 疫苗能诱导小鼠免疫保护，减虫率为 35.6％—44.4％，肝脏减卵率为 39.6％—69.0％。为了提高 DNA 疫苗的抗感染保护力，该团队进一步研制了混合 DNA 疫苗和多价 DNA 疫苗。经动物实验观察，其免疫效果优于单价 DNA 疫苗。此外，我国科研人员还较系统地研究了 DNA 疫苗的免疫保护机制，发现 CD8$^+$ 淋巴细胞和细胞因子如白细胞介素－2（IL－2）、肿瘤坏死因子（TNF）、干扰素（TNF-γ）等在免疫调控中起重要作用,同时也能诱导产生特异性抗体,并观察到其体外抗体依赖细胞介导的细胞毒性(AD-CC)的免疫效应。此项研制技术比较成熟,当前用于控制家畜特别是牛的感染,对减少血吸虫病传播来源和对人的威胁意义重大。评审专家认为,该项目是我国血吸虫DNA疫苗同类研究中较为系统和领先的成果,在免疫保护机制研究中的某些发现,具有重要的文献价值和深入研究的启示。此项研究达到国际先进水平,具有应用前景,为投入GMP标准化生产和过渡到人用疫苗奠定了基础。

随着我国国民经济的持续发展和科学技术的不断进步,防治血吸虫病的办法会越来越多,效果也会越来越好。加上疫区居民血防意识逐步增强,参与防治的自觉性也会更高。经过长期不懈的努力,血吸虫病防治最终目标是可以实现的,"华佗无奈小虫何"的局面将一去不复还。

（陈　铭　陈锦春）

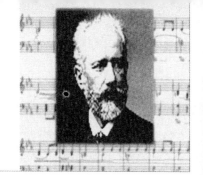

不再令人恐惧的霍乱

1893年的一天，53岁的柴可夫斯基在彼得堡成功地演出了他最新创作的名为《悲怆》的B小调第六交响曲。演出结束之后，他被一群热情的青年拥到一家酒馆去庆祝。由于口渴，柴可夫斯基随意地喝下了一杯生水。但是，就在他喝的这杯生水里，却含有当时足以致命的霍乱病菌。当天夜里，柴可夫斯基就感到了身体不适，到了第二

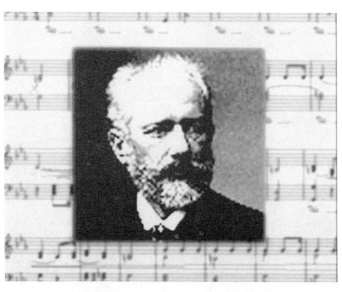

1893年因霍乱致死的53岁音乐大师柴可夫斯基

天,开始上吐下泻,全身无力。经医生诊断,发现他染上了当时正在彼得堡流行的霍乱。尽管医生竭尽全力救治,柴可夫斯基还是在发病的第四天与世长辞。一代音乐大师就这样倒在了小小的霍乱病菌下,而那首《悲怆》也就成为一曲"绝响"。

▶▶ 来势汹汹的恶魔 ◀◀

霍乱是一种烈性肠道传染病,通过饮水和食物途径传播。该疾病流行的特点是传播快,短时间内可在人群中暴发,波及面广,甚至可以跨越洲界播散。

霍乱属于《国际卫生检疫条例》中规定的国际检疫传染病,在我

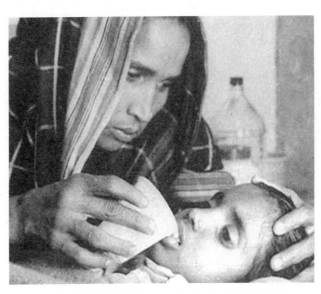

霍乱是一种烈性肠道传染病,通过饮水和食物途径传播

国《传染病防治法》中被列为甲类报告传染病。霍乱的病程分3期：

（1）泻吐期。多数以剧烈腹泻开始，继以呕吐。

（2）脱水虚脱期。泻吐期严重泻吐引起水和电解质丧失，可出现脱水和周围循环衰竭。

（3）反应期及恢复期。少数病人可有发热性反应，几天后自行消退。

除临床表现外，粪便的细菌学检查对霍乱的早期诊断具有重要价值，是本病的确诊依据。

霍乱传播途径：

（1）经水传播。在霍乱的传播中，水的作用最突出，水源易被病人吐泻物和污物所污染，易感者既可因直接饮用生水而感染，也可通过食物、餐具的污染而感染。

（2）经食物传播。霍乱弧菌在食品上存活时间可达1—2周或更

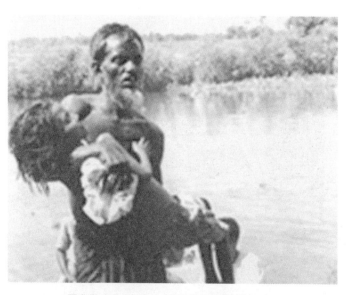

霍乱发病急、传播快，患者的病死率可达90%

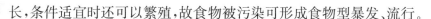

长,条件适宜时还可以繁殖,故食物被污染可形成食物型暴发、流行。

(3)经生活接触传播。霍乱也可经接触被污染的物品而传播,特别是手的污染更易导致感染,接触传播多在人员密集、卫生条件差的情况下发生。

(4)经苍蝇传播。夏秋季苍蝇活动频繁,易将病菌带到食物上,起一定的传播作用。

霍乱发病急、传播快,症状为严重的水样腹泻,从而使得感染者脱水,全身循环衰竭。如果不及时或不正确治疗,就容易导致患者死亡。历史上最严重的时候,患者的死亡率可以达到90%。

▶▶ 魔爪下生灵涂炭 ◀◀

霍乱最古老的发源地是在印度的恒河三角洲,这里被称为是"人类霍乱的故乡"。早在公元前,这里就有过关于霍乱流行的历史记

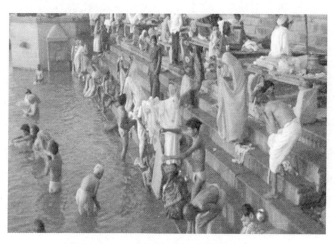

印度的恒河三角洲被称为是"人类霍乱的故乡"

载。不过,由于古代交通条件的限制,霍乱的发生还仅仅局限在当地,并没有向更广阔的范围传播。

到了 19 世纪初期,随着世界经济贸易的发展以及交通工具的进步,各国之间的往来日益频繁,才最终打破了这一历史性的霍乱封锁线。

霍乱的第一次大规模流行发生在 1817—1823 年。它最初发生的地点是印度的加尔各答,由大批经印度赴沙特阿拉伯的商人、旅行者以及士兵将霍乱扩散到中东、东非、东欧以及东亚各国。

第二次大流行大致在 1829—1851 年。最初在阿斯特拉罕(俄罗斯的一个城市)暴发流行,是由印度的旅行者带入的,并在俄罗斯一些城市流行。1831 年春,霍乱扩散到保加利亚、芬兰、波兰等国家,由于在波兰军队中流行,使得霍乱在波兰和奥地利扩散。1831 年秋,霍乱经过德国由海运向英格兰、苏格兰、爱尔兰蔓延,并进一步扩散到法国、比利时等其他欧洲地区。另外加拿大也发生了霍乱疫情,是由从爱尔兰经船抵达的感染霍乱的移民带来。在此次疫情持续发生的 11 年间,五大洲均被波及。

第三次大流行发生在 1852—1859 年间。首先由印度扩散至亚洲与非洲,6 年后又传入欧洲和美洲。1853—1854 年间,霍乱在西亚、北欧、美国、墨西哥、加拿大等地区流行猖獗,1854 年中国也受到影响,发生霍乱流行。期间,发生了克里米亚战争,来自法国南部的军队将霍乱带入希腊和土耳其。霍乱在美国的扩散,是沿着中东部几条主要河流地区发生的。

第四次大流行发生于 1863—1875 年,也是经印度扩散到其他大洲。此次传播不同于以往的经波斯、里海向欧洲传播的途径,而是由返回的人群经阿拉伯传向埃及、伊斯坦布尔、法国南部和意大利。根据 1866 年霍乱流行中的几个国家、地区统计,俄罗斯因霍乱死亡 3 万人,德国死亡 11.5 万人,波希米亚和摩拉维亚地区死亡 8 万人,比利时死亡 3 万人,荷兰死亡 2 万人,数字令人震惊。此次流行中,霍乱还侵入了非洲,是由旅行者经南也门传入索马里,以及从阿拉伯地区经红海传至埃塞俄比亚的。由于人群流动,霍乱向非洲东南部扩散,其中 1849 年桑给巴尔因霍乱死亡 7 万人。1865 年秋,霍乱开始在美国纽约流行,然后因天气转冷而减弱,但次年 5 月又暴发,并通过轮船、火车以及军队移动向南部扩散。加拿大在此次流行中未受累及,欧洲中部也没有出现流行。

　　第五次大流行发生于 1881—1896 年间,历时 15 年。1881 年在印度,以及 1881 年和 1882 年在沙特阿拉伯西部出现严重的霍乱流行,而在埃及的一次集市导致霍乱在埃及广泛流行。1884 年至 1887 年,在欧洲的法国、意大利和西班牙出现暴发流行,病死率达到 50%。1886 年,霍乱扩散到南美,在阿根廷、智利、乌拉圭和巴西等地导致了很高的病死率。1887 年,霍乱又在美国流行。1893 年至 1894 年,霍乱在非洲流行。在此次疫情期间,1883 年科赫在埃及分离到霍乱弧菌。

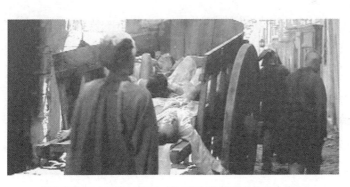

霍乱在欧洲大规模暴发时,各国都有几万到十几万人死亡

第六次大流行发生于 1899—1923 年,也是因为印度发生的严重霍乱流行引起的。1900 年,霍乱在阿富汗和波斯出现,1902 年在沙特阿拉伯西部流行。此后对相关人员开始进行严格的检疫措施。尽管如此,霍乱仍在埃及等地发生流行,报告死亡 3.4 万人。1903 年,霍乱又在叙利亚、巴勒斯坦等国家以及俄罗斯发生流行,从而进一步扩散到中东地区和巴尔干半岛。在西欧只有零星的病例报告,但在欧洲中部和东南部,1910—1913 年间,匈牙利、奥地利和德国军营及附近地区发生暴发流行。在俄罗斯,1904 年开始出现广泛播散,5.3 万人受感染,而 1910 年一年感染者达到 23 万人,直到 1923 年才明显下降。1910 年,来自俄罗斯的霍乱感染者因乘蒸汽船到大西洋的马迭尔群岛,而将霍乱带到那里引起流行。在亚洲,1902 年从印度扩散出的霍乱影响到了远东地区,包括中国、日本、朝鲜、菲律宾等国家。1925 年之后,霍乱还在这些国家存在着。

从 1817 年霍乱第一次暴发到 1923 年的这 100 多年的时间里,全球总共有 6 次霍乱大流行,每一次流行的时间最短的为 6 年,最长的达 20 多年。先后波及了亚洲、欧洲、非洲、美洲的数十个国家和地区。

中国人把上吐下泻,急性发生的疾病都称为"霍乱"。"霍",金文字从三"佳"(鸟),谓雨中群鸟振翅疾飞之声,"乱"示吐泻狼藉之状。或云"挥霍撩乱",在《伤寒论》《内经》里都有记载。但史学家认为,真正的霍乱是 1820 年出现的,当时是由印度传入中国。

清代名医王孟英《重订霍乱论》是关于霍乱(Cholera)在中国肆虐时情况的专著。该书讲述了霍乱在中国流行的情况以及防治的方法。

作为一种"流行似疫,阖境皆然"的传染病,霍乱曾引起巨大的伤害："道光元年（1821），病吐泻转筋者数省，都中尤甚，伤人过多。贫者不能埋葬者，国家发帑施棺，月余间，费数十万金。""众人同病，即疫也！"

杨照藜曾记曰："道光元年，直省此症大作，一觉转筋即死，京师至棺木卖尽，以席裹身而葬，卒未识为何症者。"

在大疫来临，病急乱投医的情况下，流言所至，造成了很大的损害及恐慌。例如，杨照藜曾记："俗传食西瓜者即死，故西瓜贱甚。余时年十一，辄与同学者日日饱啖之，卒无恙。"

王孟英提出 10 种宜忌，其中有对所有疫病都有意义的宜忌。例如"七宜凉爽：房中人勿太多，门窗勿闭，得气有所泄也……吐泻秽浊，随时扫除净尽，毋使熏触病人与旁人""八宜镇静：凡患急症，病人无不自危，旁人稍露张惶，病者逆谓必死，以致轻者重而重者遂吓杀矣。盖人虽寿至百龄，未有不贪生畏死者，此人之情也。故近情之医，虽临危症，非病人耳聋者，必不当面言凶。亲友切勿交头接耳，以增病人之惧。妇女更勿颦眉掩泪，以致弄假成真"。

霍乱在欧洲出现大规模暴发时，各国都有几万到十几万人死亡。病人从腹泻、呕吐到脱水、抽搐、呼吸微弱，在几天甚至几小时后就会面临死亡的威胁。

每天，无论在城市还是乡村，都有灵车源源不断地往墓地运送死者，来不及埋葬的尸体就用火烧掉，一些小的村庄几乎全村覆灭。霍乱，也因此被描写为"曾摧毁地球的最可怕的瘟疫之一"。

对于 19 世纪初的人类来说，这种可怕疾病的发生、传播和控制都还是一个谜。有些欧洲国家试图限制外地的旅行者入境，希望能够避免霍乱的传播，但是疾病仍然不断蔓延。

法国电影《屋顶上的轻骑兵》就讲述了 19 世纪法国霍乱流行时，

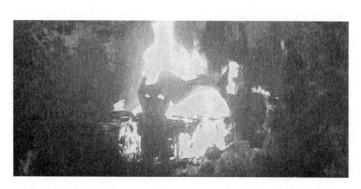

霍乱暴发时,欧洲每天都有灵车源源不断地将死者运往墓地,来不及埋葬的尸体就用火烧掉

一个失去理智的居民追杀所有陌生人的故事。影片描述了当时人们对这种疾病的恐慌。

除了霍乱的传播速度快以外,人们恐怖的另一个重要原因是这种病会给人们带来巨大的痛苦。如果人得了这种病,会出现上吐下泻,出现米泔样大便,然后全身剧烈抽搐,最后全身循环衰竭,并很快死亡。得病的人很痛苦,而旁边看着他的人也很痛苦。在100多年时间里,6次世界性的霍乱大流行给人们带来很大的恐慌,有的人从出生开始一直到死,这种恐惧都始终存在。霍乱是人类历史上最令人恐惧的疾病之一。

▶▶ 人 类 的 抗 争 ◀◀

霍乱因为传播快、发病急、病死率高等特点,给19世纪的人类带来了莫大的恐慌。但是人类并没有被恐慌所打倒,在被瘟疫折磨的同时,人类的抗争也开始了。

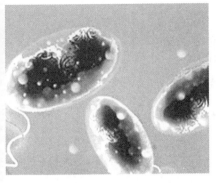

德国著名细菌学家罗伯特·科赫用照相法找到了霍乱弧菌

1883年，霍乱蔓延到了埃及。当时的埃及政府邀请德国著名细菌学家罗伯特·科赫到当地进行研究。经过大量的考察和实验，科赫用照相法找到了霍乱的致病菌——霍乱弧菌。这是人类第一次看到霍乱病菌的真面目。在霍乱病原体发现之前，人们的治疗方法是很混乱的，当发现了霍乱弧菌以后，这就为找到一个合适的预防和治疗的方法指明了方向。

1928年9月的一个午后，英国科学家本·弗莱明偶然发现，一个原本生长着金黄色葡萄球菌的培养皿中，却长出了青绿色的霉菌。它的周围出现了一圈青色的环状带，毫无疑问，霉菌消灭了它接触到的葡萄球菌。尽管当时弗莱明还不清楚这个发现到底意味着什么，但是他并没有把它随意丢在一边。幸亏他没有随便丢弃这个实验器皿，否则，就会和一个伟大的发现擦肩而过。弗来明把这些霉菌转移到了一个装有培养液的玻璃罐中。几天以后，本来澄清的培养液变成了淡黄色。弗莱明推断，霉菌可能释放了某种物质到培养液中。更进一步的实验证明，培养液中所含的物质杀菌能力极强。弗莱明给这种杀菌物质起名为青霉素。后人在此基础上，发明出了许多"神奇的药物"，其中有一些药物也很快被应用到

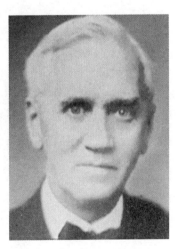

1928年发明青霉素的英国科学家本·弗莱明

了对霍乱的治疗上,并取得了比较明显的效果。

同时,生命科学的发展也使人们对霍乱的发病机制有了深入的认识:病菌在进入人体后,会附着在肠道上并释放出细菌毒素,而人体会产生本能的自卫反应,肠道内分泌大量的液体,试图把病菌冲洗到体外。但是霍乱弧菌不仅附着力强,而且繁殖异常迅速。因此,人体必须不停地分泌体液,最终导致脱水造成全身循环衰竭,并且很快死亡。由于有了对霍乱病菌致病机制研究的不断完善,人们寻找到了更加有针对性的治疗手段。

人们逐渐弄清楚,剧烈的腹泻会使身体里的哪些成分丢失,而丢失的成分就应用各种方法再给病人补充上。通过静脉补充水、电解质和葡萄糖,可以明显地改善病人因为脱水而带来的各种临床症状。科学家同时发现,虽然霍乱病人有大量肠道排泄,但是肠道还仍然有吸收的功能,因此使用口服补液也能很好地调节人体体液平衡。

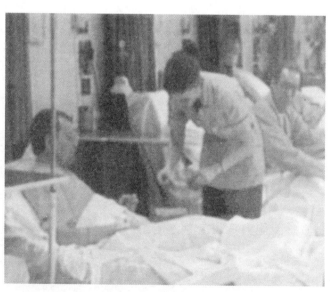

使用抗生素和补充体液的治疗方法使霍乱的病死率可降到 1% 以下

在对霍乱病人的治疗过程中,使用抗生素和补充体液的治疗方法最终取得了良好效果。从 20 世纪 70 年代开始,霍乱的病死率急剧下降。到了现在,病人只要能够得到及时治疗,霍乱的病死率完全可以降到 1%以下。据中国工程院院士高守一介绍,现在,人们已经很了解霍乱的一些发病机制,能用一些补充液体和使用一些抗菌药物来治疗,只要及时,就能够很快让患者恢复,不像过去那样可怕,霍乱不再是不治之症。只要有基本的医疗设施和正确的治疗方法,霍乱基本上是可以治愈的,完全没有必要恐慌。

防病胜于治病 ◀◀

《黄帝内经》中有这样一句话:"不治已病治未病。"这句话的意思就是说,治疗已经发生的疾病不如在没有发生这种疾病前就进行积极预防。由此可见,对于预防疾病的重要性古人很早就认识到了。

在我国,人们很早以前就认识到,供饮用的水源与环境卫生有着很大的关系。远在原始社会,人们就开始凿井而饮,使得人们的饮水卫生得到了很大程度的改善。《周易》里边记载了这样一件事情:有一个户主,他搬家到了一个新的地方以后,就观察当地的饮水状况。他发现自家的井水太浊了,不能喝,就说一定要把它淘干净,这样以后,才能打上来饮用。同时要求,不仅要修好井壁,还要建井栏、井圈,还要加井盖,这样才能保证污水不会流到井里面去,才能保证饮用水清洁。我国很多文献记载都表明,饮用水不受污染,是保证不受传染病感染的一个很重要措施。

虽然人类很早就认识到了疾病传播和水环境有关,但真正知道霍乱病菌是通过水来传播的，还是在 1854 年。当时，英国伦敦正在流行霍乱，一位医生经调查发现，霍乱暴发的源头是一只街道上被脏水污染的水泵。他根据当时的死亡记录发现，在贫民窟里边，因为霍乱而死亡的人数，可以以这个水泵为中心画一个圆圈，由此推断霍乱的传染可能和供水有关系。虽然当时他并不知道霍乱的病原体，但是他发现了霍乱传染的媒介，可以及时地遏止霍乱的继续蔓延发展。

当人们了解霍乱的传播与水有着直接的关系以后，许多国家都开始认识到，为居民提供洁净饮用水是非常重要的，并对水源采取了一定的清洁和过滤措施。我们国家在这方面也有较早的认识。清代的名医王孟英在这方面就有很多的表述。他对定水井、验水质的好坏都有自己的一些经验。他提出应该多开凿一些井泉，这样能够保证水源的清洁，同时他还提倡用明矾、石菖蒲等药物来保证水源的洁净。王孟英认识到，田螺能够把水里边的一些浊物去掉，便将田螺养在水缸里边，这样就能保证水质一定的清洁度。从现在的角度来看，这就是用生物净化水质的一种好方法。他还提出，应该经常疏浚河道，保持河流的清洁，这样可以避免霍乱广泛流行。

1908 年，没落的清政府中出现了一批具有维新和洋务思想的大臣，他们借"以益民生，抵制外物，建民族工业"之势在京师兴建自来水工程，古老的北京城中注入了一股新鲜的"血液"。从此，"自来水"这个新名词也逐渐被越来越多的人所接受。不过，和现在不同的是，那时候，自来水是用挑夫把水送到用户家的。那时候的中国工业是很落后的，水厂的设备和材料差不多都是进口的，能够用自来水的都是比较有钱的人，供水范围也很小。

虽然当时的自来水还大多为达官贵人们所享受，但这毕竟打破了人们"依井而居，井边打水"的老习惯，带来了一种更为清洁的生活方式。1949 年后，真正为普通老百姓建造的自来水工程开始得到迅猛地发展，城市供水系统也变得更加完善。

　　水是霍乱传播的主要途径。一个安全的饮用水源要比散在的水井强得多，因为集中供水能够消除、杀灭霍乱弧菌，所以能够切断霍乱经过水在人群当中扩散的途径。

　　抽水马桶的发明除了给日常起居带来方便之外，对预防霍乱的传播也发挥了重要作用。过去，露天厕所最大的问题是，天下大雨时会把厕所里面的一些粪便冲出去，造成污水横流，它能够污染饮用的水井、水源、池塘。而水井是老百姓饮水的地方，池塘是老百姓洗菜、洗衣服，与生活密切接触的地方。老百姓在接触这些水的时候，就容易感染霍乱弧菌。由于污水引发的霍乱，在以前的调查当中是很重要的问题。

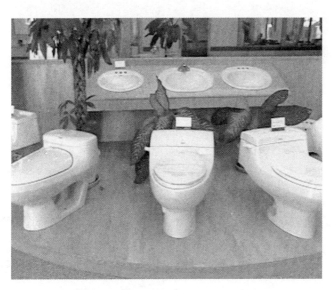

抽水马桶对预防霍乱的传播发挥了重要作用

　　如今，由抽水马桶汇集起来的污水，通过城市的排水管道被汇集到各个污水处理厂。每天，人们都在用最先进的技术处理这些生活污水。在那里，人们将污水净化，还给它们一个本来面目。得到的净化水被称为"中水",这些水的质量,可以达到饲养食用鱼的标准。

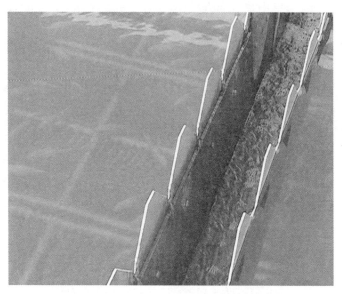

我国污水处理厂的"中水"质量达到饲养食用鱼的标准

目前,包括中国在内的很多国家在预防霍乱方面已经取得了显著成效,但是,霍乱的威胁并没有完全消失,前几年日本就出现过这种肠道流行病。清华大学生物科学与技术系微生物学教授陈国强介绍说,细菌的基因简单,遇到外界刺激(如药物等),基因突变的随机性很大,很容易造成细菌的抗药性。

目前的现象是,许多人有病乱吃药,滥用抗生素的情况十分严重。以前,几十个单位的青霉素就可以治病,现在需要100万单位才可能起作用。这也带来另一个问题:用药过量产生的副作用同样影响人的免疫力。

霍乱发病多在夏季,可通过水、食物、餐具、手的污染而传播,苍蝇带来的污染更不容忽视。因此,必须警惕病从口入。"不干不净吃了生病"才是事实。不良的饮水、饮食习惯会直接把病菌带入体内。例如,由于霍乱菌在酒精中仍可以存活,生吃的醉虾、醉蟹往往成为传染源。还要注意不喝生水,桶装水最好烧开后饮用。

对公众而言,预防霍乱应当:保持良好的卫生环境,不给病菌和病毒存活的空间;不到卫生条件差的环境中就餐,在就餐时使用公筷,阻断交叉传染;勤洗手等等。

好的卫生习惯应成为一个长期的行为规则。注意科学用药,坚持健康的行为习惯应该成为每个公民的义务,在照顾别人健康的同时也最大限度地保护自己。预防霍乱的具体措施有:

1. 搞好家庭和个人饮食卫生

(1) 不喝生水。

(2) 不吃腐败变质的食物。

(3) 不用脏水漱口或洗瓜果蔬菜。

(4) 碗筷应煮沸或用消毒碗柜消毒,刀、砧板、抹布也应严格消毒。

(5) 生熟食品要分开存放。

(6) 消灭苍蝇。

(7) 饭前便后洗手。

2. 搞好饮水卫生

(1) 保护水源,禁止排放污水。

(2) 高层楼房二次供水池要定期消毒监测。

(3) 饮用河水或井水要净化和消毒。

3. 煮透海鲜食物(河海鱼类、虾蟹、贝壳类等)

由于海水、河水、湖水容易受污染,如果进食了受到霍乱菌污染而又未经煮熟的食物,就极容易感染,加上海鲜保鲜期短,且在运输途中诸多环节易受污染,因此,人们在购买海鲜食物时,首先要检查是否新鲜,加工时要清洗干净,然后煮熟透再吃。

4. 搞好环境卫生,加强垃圾和粪便的管理

搞好环境卫生,加强垃圾和粪便管理,是预防霍乱传播的另一个重要措施。必须加强这方面的宣传,以提高人们对环境卫生,垃圾、粪便管理重要性的认识,要及时清理卫生死角,加强垃圾清理和粪便消毒管理。霍乱病是一种典型的粪-口传播疾病,它主要是通过带霍乱菌的粪便污染了水和食物进行传播的,所以粪便管理是关键的关键,是预防的重要环节。

5. 霍乱控制措施

在应对霍乱大规模暴发流行以及散发病例控制工作过程中,我国实行了多方面、多层次的防治措施。

(1)坚持预防为主、标本兼治、综合治理的原则。治本措施中,通过对群众的健康宣传教育,不断强化群众的卫生防病意识,以充分体现预防为主的策略;在政府的统一领导和各有关部门的密切配合下,逐步开展改水、管粪、垃圾污物的无害化处理等卫生工程建设,以改善群众饮用水卫生和环境卫生。

(2)根据《食品卫生法》要求,加强对食品卫生的监督管理,尤其抓好集市、集体食堂、宾馆饭店、饮食摊点等的卫生监督和管理,尽可能避免集体性饮食出现卫生问题。

(3)积极开展霍乱疫情检测报告,掌握疫情动向。各地区设立疫情监测点,同时开展食品、环境、水等易传播霍乱因素和环节的主动监测工作,以尽早发现可能的暴发流行。

(4)建立健全腹泻病专科门诊。在夏、秋季节由各地卫生行政机构督导医疗机构建立肠道门诊,并通过卫生防疫机构培训,督促肠道门诊的工作开展。对霍乱发生病例做到"五早一就",即早发现、早诊断、早隔离、早治疗、早报告和就地处理。

（5）加强流动人口的卫生管理。由于经济建设和社会发展需求，20世纪90年代以来流动人口规模大大增加，这个群体的卫生管理给疾病控制带来了新的挑战。应通过对流动人口集聚地的卫生宣教以及加强卫生管理措施，改善其卫生条件，尤其是在饮食卫生方面，应投入较大力量。

（6）不断强化与完善国家出入境人员卫生检验、进出口商品检验检疫规范与措施，严防霍乱的传入。

（7）强调对疫区、疫点的消毒隔离，对疫点强调发现早、范围小、措施严、落在实处的"早、小、严、实"的处理原则，尽最大努力减少和杜绝经过病人以及密切接触者的扩散；强调对病人的正确、及时的治疗，宣传推广口服补液疗法，合理使用静脉输液，反对滥用抗生素。

（8）加强科学研究，鼓励与防治实践密切相关的科学研究，并逐步加大基础研究资助力度。研究和推广一些灵敏度高、检测快速的诊断方法，并将其应用于现场检测，促进控制措施正确及时实施。在自主开发新型高效霍乱疫苗方面取得了很好的成绩，并可实际应用。

（9）应对突发霍乱疫情，政府积极组织协调，各部门密切配合，各尽其能，保障各项应急防疫措施的落实。

6. 防治经验

霍乱的发生与流行涉及多方面的因素，并且到目前为止还难以确定其暴发流行起因。但通过贯彻以切断传播途径为主导的综合防疫措施，近几十年霍乱在我国暴发流行的规模逐步减小。通过多年霍乱防治工作的开展，工作经验主要包括：

（1）贯彻预防为主、标本兼治的综合治理基本原则，是霍乱防治的根本保证。通过对群众的卫生宣传，尤其是对饮食卫生强化宣传教育，使群众掌握相关知识。政府督促、组织社会力量加强"三管一灭"（管水、管粪、管饮食与灭蝇）的工作，充分体现预防为主的原则，能够从源头上减少霍乱的发生。

（2）通过卫生立法与执法，能够督促与改善卫生管理、集体饮食供应卫生，很大程度上减少了疫情的发生。我国先后制定了《传染病防治法》《食品卫生法》等法律、法规，卫生部门依法开展食品卫生监督工作，很大程度上保障了饮食卫生、疫情管理。

（3）疫情发生时，政府积极组织防治工作，并进一步协调各部门的工作，在病人隔离救治、疫点控制、疫区管理等措施的进行中能够及时有效开展工作，迅速控制疫情，避免扩散。

（4）针对霍乱这一法定甲类传染病，各地卫生防疫部门常年把霍乱防治作为疾病预防控制的重要工作，几乎每年在夏季来临前均组织当地防疫和医疗专业人员进行培训，强化霍乱防治意识和技能。

（5）各地每年夏、秋季在医院建立专门的肠道门诊，一方面早期发现和治疗霍乱病人，另一方面可作为霍乱监测的前哨，这样能够早期发现霍乱的暴发，从而使政府和卫生防疫机构尽早地开展控制工作。

（6）在每年5—10月，我国疾病监测系统中对霍乱实行周报制度，在监测上能及时发现暴发疫情，并通过这种措施进一步强化了霍乱防治的重要性。

7. 几点注意

霍乱是一种肠道传染病，经污染的食物和水传播。另外，从历史上看，病人和携带者在地区间（包括国内、国际）的流动是造成霍乱传播甚至跨越洲界传播的重要原因。霍乱在人群中存在"冰山现象"，即出现症状的病人只是感染者的一小部分，大部分感染者不出现症状而成为携带者，但这些携带者是重要的传染源，因为这些人并不被防备或隔离。我国紧邻东南亚，而霍乱已在这些地区扎根。我国当前人口流动大，流动经商者、打工者其集中居住地卫生条件差，是可能造成大城市中暴发传播的重要环节；海产品、淡水产品存在卫生污染,曾经有从自东南亚进口的海水产品中检出产毒的霍乱弧菌。因此,对以后是否出现高发或发生流行必须保持高度的警惕,密切监视疫情动态和菌株变化。公共卫生工作中应高度警惕霍乱流行的抬头。

▶▶ 总会有更好的办法 ◀◀

　　由于条件的限制,霍乱还经常在一些地区有小规模的流行,尤其是在一些比较贫困或战争频繁的国家和地区,因为饮用水条件差,霍乱常有出现。由于经济条件的关系,这些地区的病人就医很难。由于贫困造成拖延,本来很容易治的病人,最后由于大量失水而很难治疗。因此,要想在这些地区消灭霍乱,首先要消灭贫穷和战争。

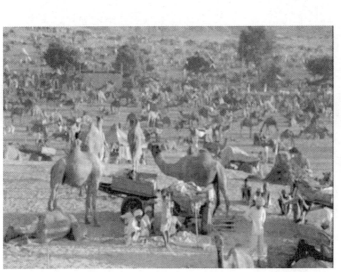

在一些难以获得清洁饮用水的贫困国家,霍乱还有可能流行

大战之后，必有大疫，这是传染病流行的规律之一。只有在和平的环境下，才能截断传染病传播的途径。同时也只有在和平的环境中，国与国之间才能有一个良好的合作条件，才能形成合力，共同抗击传染病的流行。

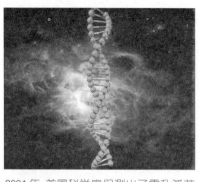

2001 年，美国科学家们测出了霍乱弧菌的基因序列，这意味着人类为彻底战胜霍乱又迈出了重要一步

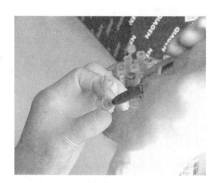

世界各地的科学家们研制出霍乱口服疫苗

随着科学的发展，人类总会有更好的办法来对付瘟疫。2001 年，美国的科学家测出了霍乱弧菌的基因序列，这意味着人类为彻底战胜霍乱又迈出了重要的一步。如今，世界各国的科学家已研制出了霍乱口服疫苗，这种疫苗服用简单，而且价格便宜，能够极大地造福人类。一种新的传染病从发现到消灭需要一定的时间，然而，科学的进步可以大幅度缩短这个过程。我们有理由相信，人类完全有能力最终战胜霍乱。人类与疾病的斗争可能是永无止境的，然而科学永远是我们战胜病魔的最有力武器。正是由于人类有探索的信心，有思考的能力，有团结奋斗的精神，在与瘟疫的较量中，最后的胜利一定是属于人类。

（薛建峰　隋德龙）

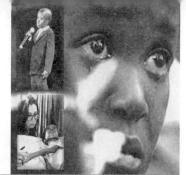

艾滋病与"鸡尾酒疗法"

1981 年注定是不平静、不平凡的一年。在英国,查尔斯王子娶平民女子戴安娜为妻,此后,她被称为戴安娜王妃。在美国,"哥伦比亚"号航天飞机完成了第一次成功的地面太空间往返飞行。甲壳虫乐队的灵魂人物约翰·列侬被一名疯狂崇拜他的歌迷用手枪杀死在他位于纽约的寓所门前,全世界超过 100 万人为这名歌手悼念。各种悲喜之间,一种出现在男性同性恋人群中的疾病,也在这一年悄然出现在美国。

 ## 20 世纪的瘟疫

20 世纪 30 年代,由于抗生素的发现和卫生水平的提高,人类逐渐在与传染病的斗争中占据上风。人们认为,人类健康的最大威胁已经由传染病转向老年病和慢性病。然而,艾滋病的出现改变了这一切。从 1981 年发现至今不过近四十年,全世界已经有几千万人死于艾滋病。目前,科学家们已经找到了它的传播途径,确定了预防方法,在一定程度上控制了这种疾病的蔓延。

1981 年,在美国的洛杉矶,一位医生观察到几位病人身上陆续出现了一种非常罕见的疾病,当时称为卡氏肺囊虫性肺炎。这是人们很少碰到的一种疾病。当这个医生看到这样一些疾病突然在一种特殊的人群里面出现,他产生了警惕,于是立刻将这一情况报告给美国的疾病预防控制中心。

1981年6月5日,美国疾病预防控制中心在《发病率与病死率每周报告》中称,有5位男性同性恋者患卡氏肺囊虫性肺炎死亡。

这种病的出现,在美国医学界引起很大反响。参与报道这一消息的美国加州大学洛杉矶分校戈特利布(Gottlieb)医生曾经说:"从去年秋天起,我们就开始接诊发热并伴有体重减轻的患者。到第二年春天,他们都患上了一种在正常人群中非常罕见的肺炎。他们都是男性同性恋者。我打电话给一位同事,我们一起给《发病率与病死率每周报告》写了一篇文章。6月5日这篇文章发表以后,我们的电话就响个不停。全国各地的医师都打电话来说,他们也发现同样的病例。"

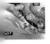

一个月后,美国疾病预防控制中心又有报告称,发现26例卡波济肉瘤患者。这也是一种罕见的疾病,普通人群的发生率仅为一百五十万分之一,通常的发病者只是体质特别虚弱的老人。这次在平常人中高频率出现,则有些反常。

随后,这两种病在全美国又不断地被发现。研究人员发现,这两种病只在同性恋中出现,而且主要是在白人男性同性恋者中出现。于是他们认为,这两种病可能是与这样一批特殊的人群的行为有关系。因此,当时将这种疾病命名为男性同性恋免疫缺陷综合征。

当年7月,美国疾病预防控制中心的一位医师接受《纽约时报》采访时表示,这种病只在男性同性恋群体中传染,对于非同性恋人群,这种疾病是没有传染性的。而他否定传染性的证据是,目前还没有在同性恋以外的群体中,或在女性中发现这种疾病。

但是事实很快改变了这一说法。仅仅5个月之后,在1981年12月,有人报告在静脉吸毒者中发现了第一例卡氏肺囊虫性肺炎病例,这表明男性同性恋人群不是唯一受到影响的人群。

詹姆斯·奥莱斯科（James Oleske）医生在 1982 年 9 月回忆道："到 1981 年，我已经接诊过 8 例免疫力异常低下的儿童。其中一个小女孩儿已经死了，她的母亲在此之前就已死去。那时我还不知道原因，但我把一切都告诉了孩子的父亲。大约 6 个月之后，我接到了附近诊所的一个电话。我是一个儿科医师，我非常擅长给很小的孩子抽血，所以附近诊所的医师有时请我到那里去，为一些静脉取血十分困难的吸毒者取血。当我为那个静脉吸毒者抽血的时候，那个人说：'嗨，医生，你不认识我了吗？6 个月之前是你来告诉我，我的女儿死了。'当我把他的血样取回实验室进行检验之后，我已经非常清楚地发现，对于这种传染病，男人、女人或者儿童都不会幸免。"

美国疾病预防与控制中心在 7 月 8 日报告，美国境内已经发现 452 例此类病例，涉及 23 个州。此外，英国也发现了这种综合征的患者。截止 1982 年底，这种综合征在全球 15 个国家被发现。发病人群不止在男性同性恋人群中，在女性、男性异性恋，吸毒者，血友病患者，接受输血者和婴儿中，都发现了这种综合征的病例。

美国疾病预防控制中心将这种综合征重新命名为获得性免疫缺陷综合征，它的英文名是 Acquired Immunodeficiency Syndrome，缩写为 AIDS，也就是我们所说的艾滋病。同时，它被定义为一种流行病。

新传染病的突然出现与迅速蔓延，引起国际医学界的高度重视，科学家们开始种种探讨：此病从何而来？病因是什么？

比尔·达罗（Bill Darrow）是美国疾病预防控制中心的社会学家，找到这种传染病的源头是他的研究内容。在逐步筛查中，盖坦·杜加斯（Gaetan Dugas）进入他的视线，后来杜加斯被确定为零号艾滋病患者。1982 年 4 月，比尔·达罗开始接触盖坦·杜加斯。

"他非常非常的英俊，身高大约 5 英尺 6 英寸或者 5 英尺 8 英寸，身材健美，风度怡人，他穿着漂亮的衣服，带着惹人喜爱的法国口音。几乎所有见过他的人都会记住他，他的确与众不同。"这是比尔·达罗对盖坦·杜加斯的最早印象。

盖坦·杜加斯是一名法裔加拿大籍的空中服务员。当时，美国全国范围内的男性同性恋者，几乎都知道这个经常出没于同性恋酒吧和洗浴房的帅气年轻人。杜加斯以其具有魅力的个性和危险的性行为方式而闻名。从1980年夏天起，杜加斯开始注意到面部和躯干部的红疹和紫色斑点。医师做出的诊断是卡波济肉瘤。当时，很多医师都注意到，卡波济肉瘤常见于男性同性恋者，所以也称其为"男性同性恋癌症"。然而，医师们并没有制止性生活十分活跃的杜加斯，他继续在旧金山、洛杉矶、渥太华、多伦多和纽约等城市间飞行，访问城市中难以计数的洗浴房。

杜加斯曾估计，他每年大约有250次性行为。在他的一生中，他的性伴数量达到2 500人。1982年，美国疾病预防控制中心的一项研究调查了杜加斯和其他19名最早死于艾滋病的男性同性恋者之间的联系。结果发现，杜加斯曾与19人中的4个人有过性接触，而这些人又与19人中的另外4个人有过性接触。另一项研究发现，在最初的248例男性同性恋艾滋病患者中，杜加斯被发现与其中的40人有关。

然而，当比尔·达罗请杜加斯停止与他人发生性行为时，他说："我的医生说我得了癌症，但是现在没有证据证明这种癌症是通过性传播的。如果是别人将这种病传染给了我，那么我为什么不能再将它传给别人？"

就这样，杜加斯开始履行他的"死亡诺言"，继续在洗浴房中与陌生人发生毫无保护的性行为。实际上，在杜加斯和一个人结束性行为之后，他都会指着自己身上的紫色斑块说："我得了男性同性恋癌症,我会死,你也是。"不久,随着医师们对艾滋病认识的加深,他们知道这种病并不单单影响男性同性恋人群。而杜加斯一直继续着自己危险的性行为,直到1984年3月30日,他最终死于艾滋病。

▶▶ 奇怪的新病毒 ◀◀

当科学家意识到某种疾病严重性的时候,他们就开始寻找这个疾病的病原体。最早发现这个病原体的应该是法国科学家蒙塔尼尔(Montagnier)。蒙塔尼尔博士当时就职于著名的法国巴斯德研究所,是病毒肿瘤研究室的主任。1983年5月,蒙塔尼尔博士与工作人

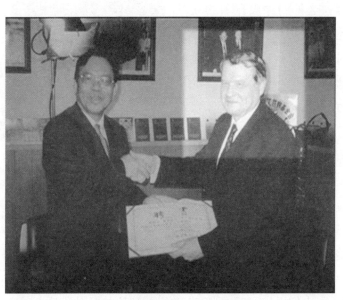

1983年,法国巴斯德研究所病毒肿瘤室主任蒙塔尼尔博士从艾滋病患者的血浆里分离出了一种新的病毒,正是这种病毒引起了艾滋病

员从艾滋病患者的血浆里分离出了一种新的病毒,他们认为,正是这种病毒引起了艾滋病。工作人员将病毒样本寄给美国疾病控制预防中心,同时将研究发现发表在 5 月 20 日的《科学》杂志上。数月后,这一病毒被命名为淋巴腺病相关性病毒(LAV)。他们向美国申请了专利,也将一份病毒样本寄送到美国国家癌症研究院(NCI)。

1984 年 4 月 22 日,《纽约时报》报道说:"我们已经找到了艾滋病的病因。这里所指的就是由法国巴斯德研究所发现的淋巴腺病相关性病毒。"

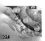

然而仅一天之后,4 月 23 日,美国卫生部宣布,美国国家癌症研究院的罗伯特·盖洛(Robert Gallo)医师,已经分离出了引起艾滋病的病毒。这种病毒被命名为人类T 细胞白血病或淋巴瘤病毒Ⅲ型(HTLV-Ⅲ),而且,病毒检验试剂盒将在不久上市。美国卫生部在宣布这条消息时,十分乐观地宣称:"我们希望艾滋病疫苗将在两年内投入临床试验。"

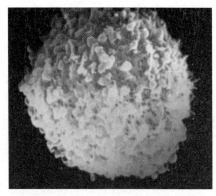

T 淋巴细胞是人体免疫系统的主要组成部分,它可以阻挡外来的细菌、病毒进入人体免疫系统,但它对艾滋病病毒却无能为力

就在同一天,盖洛医师就其研究发现提出了专利申请。5 月 4 日,盖洛的研究论文在《科学》杂志上发表。5 月 17 日,医药公司已经在向美国卫生部申请开发商用检验试剂盒的许可证,该检验手段可以检测出血液中的 HTLV-Ⅲ病毒。

然而,人们提出疑问,到底艾滋病的病原体是什么呢? 是 HTLV-Ⅲ,还是 LAV? 经过一番研究,科学家认为 HTLV-Ⅲ 与 LAV 相同。1986年5月,国际病毒命名委员会决定用HIV(人类免疫缺陷病毒)代替此前使用的LAV和HTLV-Ⅲ,作为引起艾滋病的病毒的名称。H代表Human,意为人类;I代表Immunodeficiency,意为免疫缺陷;V代表Virus,意为病毒。

两种不同名称的统一也引发了一起专利的争夺。关于艾滋病血清检测的专利是归法国巴斯德研究所的蒙塔尼尔,还是美国国家癌症研究院的罗伯特·盖洛?专利的争夺最后在美国总统里根和法国总统密特朗的调解下才有了结果,那就是两国共同享有这一专利。

这时人们已经搞清楚,艾滋病病毒是艾滋病的元凶。那它是如何作用于人体,使人死亡呢?

人的生存环境中存在着各种各样的细菌、病毒、真菌、寄生虫。这些微生物或寄生虫侵入人体,先是遭遇到人体免疫系统的抵抗。人体的免疫系统的作战目的,就是保护自身不受某些微生物和寄生虫的侵犯,并预防肿瘤的发生。

免疫系统中较为重要的是淋巴细胞。它们从淋巴组织中出来进入血液,在全身不停地巡逻以御敌。淋巴细胞分T淋巴细胞和B淋巴细胞。T淋巴细胞能直接攻击入侵者,其中的CD4 T细胞尤为重要。当微生物侵入人体,CD4 T细胞便立即发出警报,指挥其他淋巴细胞做出反应,进入战斗。

人体内总的CD4细胞约有1000亿,艾滋病人的CD4细胞约有250亿被艾滋病毒感染。在他们体内每天可产生10亿—20亿病毒颗粒,也产生相当数量的CD4细胞。他们体内的免疫系

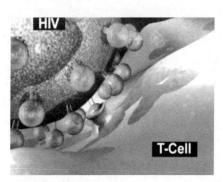

艾滋病病毒可以进入T淋巴细胞,并在里面复制

统与病毒进行持续的殊死搏斗，最终由于人体免疫系统被"侵蚀"，全线崩溃，无力"抗敌"，于是严重的"机会性感染"和肿瘤随之发生，这便是艾滋病了。

1986 年，蒙塔尼尔和他的同事再次报告，发现了另一种类型的艾滋病毒，于是他们将第一次发现的艾滋病毒称为 1 型艾滋病毒，而新分离出的艾滋病毒称为 2 型艾滋病毒。两者虽然属同一家族，但有诸多不同，用测试 1 型艾滋病毒的试剂不能检测出所有的 2 型艾滋病毒。

找到了艾滋病病毒，可以说是艾滋病发展史中一个重要的里程碑。但艾滋病毒是从哪里来的？科学家们至今仍然没有定论。

科学家发现，在非洲绿猴身上有一种病毒称为猴免疫缺陷病毒（猴艾滋病），与人类艾滋病毒很相似，非洲有 30％—70％的绿猴被此病毒感染过，但只带病毒而不发病。若亚洲短尾猴（如恒河猴）感染此病毒，会发生严重的免疫缺陷，乃至死亡。有研究发现，人 2 型艾滋病和猴艾滋病毒的遗传结构很相似，因此推测人 2 型艾滋病毒可能来源于猴艾滋病毒。非洲绿猴将艾滋病毒传染给了人，随之广为传播至全世界。

1 型艾滋病毒与 2 型艾滋病毒、猴艾滋病毒的结构差异较大。有人推测它可能很久以前已存在于某些少数、较孤立地区的人群中。

病毒又是如何由动物传到人身上，现在也有多种说法。一种认为，很早以前，一名猎人在丛林中狩猎，与动物搏斗时受伤，病毒由此侵入人体。另外一种认为，在非洲丛林中生活着一个土著部落，他们喜欢猎食野生动物，尤其喜欢食用猴子大脑，寄生在猴身上的病毒因此侵入人体。

2003 年 5 月，比利时、英国、澳大利亚等国的科学家说，他们在对 2 型艾滋病病毒的遗传密码进行分析后发现，这种病毒很有可能是在 1940 年以前就已经由动物传播给了人类。这种病毒在 20 世纪 60 年代几内亚比绍爆发的战争中曾大规模地感染西非人口。

三条感染途径

自从科学家将艾滋病确立为一种传染病以来，他们就一直在寻找这种病的传染途径，现在已经证实的艾滋病传染途径主要有性传播、血液传播、母婴传播 3 种。

艾滋病是由英文缩写"AIDS"翻译而来，也有人将它称为"爱死病"。他们的解释是：这是由于不正当的爱（包括同性和异性的多性伴者）所带来的必死无疑的疾病。

这样的例子举不胜举。美国影星罗克·赫德森的故事就是其中之一。

如果让美国观众投票选出他们心目中的 20 世纪最佳男影星，罗克·赫德森永远不会被排除在前 10 名之外。赫德森的身影是美国 20 世纪 50 至 70 年代银幕和荧屏上的一道风景。尽管在拍自己一生中第一个有台词的镜头时，导演让赫德森重拍了 38 次，但他的表演潜力和喜剧天分，最终使他成为耀眼的影坛巨星。从影片《巨人》(Giant)、《枕边话》(Pillow Talk)到电视系列剧《麦克米兰和妻子》(Mcmillan & Wife)，赫德森征服了挑剔的影评家，也使无数女影迷在他的笑容面前倾倒。

人们从不吝啬用最美好的词汇来形容他，1985 年 10 月 3 日的《纽约时报》这样说："在 10 年甚至更长的时间里，罗克·赫德森这个名字是男性英俊的同义词。宽阔的肩膀、6 英尺 4 英寸的健美身材、黑色深情的眼睛和洪亮的声音，罗克·赫德森的身影是银幕和荧屏的最爱。他一生总共主演过 62 部影片，两次被评为最具票房号召力的人。"

然而，1985 年 7 月 25 日，此时的赫德森格外憔悴。这一天，他对外宣布，他是个同性恋者，他患有艾滋病。当时，在绝大多数美国人的心目中，艾滋病是属于鸡奸犯、吸毒者和其他边缘人群的。像影视明星这样的上流人物，特别是高大英俊的罗克·赫德森，应该与艾滋病无关。

"我希望在人们知道我真正病情前，我就得心肌梗死死掉。"当得知自己的诊断结果时，赫德森这样说。但是，他终于走出了禁锢，承认了自己的疾病和性取向。1985 年 9 月 19 日，美国许多著名的娱乐界人士举行了一个特别的演出，为艾滋病治疗募集资金。罗克·赫德森购买了价值 1 万美元的门票，但是他的病情已经不允许他来观看这次演出了。他发来一封电报，上面写道："患有艾滋病，我并不高兴。但是，如果这能对他人有一些帮助的话，我至少可以知道，我自己的不幸对他们而言是有价值的。"

1985 年 10 月 2 日，罗克·赫德森因艾滋病去世，美国公众真正认识到了艾滋病就在自己身边。

在全世界感染艾滋病病毒的成人中，通过性接触感染上艾滋病的人占 75%—85%。其中，男性同性恋者的肛门性交者传播的机会最大。

为什么同性恋者容易患艾滋病？这是因为艾滋病患者的精液中含有大量的病毒，通过正常或异常性行为传播给对方。同性恋中，肛门性交是传播艾滋病病毒的主要途径。世界艾滋病群体调查资料表明，艾滋病患者中同性恋占 80%，双性恋者占 10%，异性恋者占 5%。这是因为同性恋者在进行肛门性交时，常造成直肠黏膜充血轻度损伤,精液中的艾滋病病毒可通过破损黏膜进入血循环或淋巴系统,把艾滋病病毒传给性伴侣。

还有的研究表明,艾滋病毒不用通过直肠壁破裂就能直接进入直肠细胞,至少有直肠壁细胞等两种细胞对艾滋病有特殊亲和力,而使之感染。艾滋病病毒进入直肠后,形成一种慢性感染,最终导致发病。而同性恋的性行为恰好使艾滋病病毒直接侵犯肠道的机会比其他人都多,这就是同性恋者容易患艾滋病的原因。

感染了艾滋病病毒的男子,他的精液中含有大量的艾滋病病毒,通过向阴道射精能使女方受到感染。从受艾滋病病毒感染的女子的阴道和子宫分泌物中分离出了病毒,说明了通过阴道性交,妇女也能把病毒传给男子。

艾滋病的第二条传播途径是由血液传播,包括输血传播。如果一个艾滋病病毒感染者的血输给了一个健康的人,那么,这个健康的人就可能感染上艾滋病毒。所以,静脉吸毒者共用针头针管是最容易传播艾滋病的。还有,有血液接触的医疗器械、理发和美容工具,比如穿耳孔针、文身针和针灸针,都可能把艾滋病病毒从一个人身上传到另一个人身上。

在中国河南有一个著名的"艾滋病村",这里的村民受艾滋病病毒感染就是通过血液传播的。河南省上蔡县文楼自然村,地处豫东南地区,全村人口有 800 多人。上蔡县是我国人口密度最大的县之一,也是国家级贫困县。1996 年前后,文楼自然村的部分村民得了一种"怪病",人们的症状类似于感冒:长时间低烧不退,咽喉肿痛,腹泻,浑身乏力。检查的结果却是村民们从来没有想到的:在抽取的几份血样中,有 6 份血样经过初筛及确证后 HIV 抗体呈阳性。文楼自然村的村民这才惊恐地知道,村里的"怪病"竟然是艾滋病。在后来的检查中,共发现 240 多人感染艾滋病病毒。那么,在这样的一个自然村里,为什么会有那么多的农民感染上了艾滋病病毒呢?

　　原来村里的不少村民都有卖血浆史。在 1993 年到 1995 年期间,文楼自然村所在地的血站在采供血过程中,存在着不规范操作的问题。据血液专家介绍,按照当时的国家规定,手工采集生产用血浆应按照以下流程操作:首先要对献血浆者进行全面的体检和化验,合格者方可对其进行采血。第二个环节是从人体中采集全血,血液通过插入人体静脉的针头,经细管流入血袋,使用的针头和血袋必须是一次性的,以防止产生交叉感染。第三个环节是离心全血,在采集全血后,要将针头从连接血袋的细管上剪掉,剪口要密封,而使用的剪刀因为接触血液,所以也应该是一次性的。第四个环节是分离血浆,将密封好的血袋放入离心机中,高速离心,由于血细胞比重较大,离心后,会沉积在血袋下方,而血袋上方透明的液体就是血浆;这时如果血袋密封不好,血液之间也有可能相互接触,造成感染。第五个环节是把血浆从血袋中挤出、装袋,成为血液制品生产用原料血浆,而剩下的血细胞因浓度较大,需加入生理盐水后重新输回供血浆者的体内。

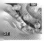

　　按照国家有关规定,手工采集血浆要严格执行操作规程,任何一个环节的疏忽都有可能造成血液的交叉感染,传播疾病。据统计,在文楼自然村的艾滋病人群中,90%的感染者都曾卖过单采血浆。正是非法采血和不规范的操作,使得艾滋病病毒在文楼自然村的村民中迅速传播。

　　还有许多艾滋病感染者是在不经意间感染病毒的。在英国,发生过一例打架传播的艾滋病病毒感染事例。1989 年 8 月,英国普雷斯顿市举行的一次私人宴会上,一名 47 岁的宾客和一名爱管闲事的人发生了口角,双方争执不休干脆动起手来,在激烈的斗殴中,这两位男子的面部都受了伤,伤口大量出血。10 天后,这位 47 岁的宾客因恶心、咽喉炎、腹泻和全身出疹而住进了医院,他被诊断为非特异性病毒感染,于两个星期后出院。后来得知,另一位爱管闲事的男子是血清艾滋病病毒抗体阳性者。1991年11月,这位住进院的宾客参加了献血,被证实为艾滋病病毒抗体阳性。他已结婚17年,其妻子为血清艾滋病病毒抗体阴性。他否认有同性恋、静脉注射毒品和嫖娼等不良行为。医生们对此病例疑惑不解,于是便将他在1989年打架后住院期间的第4天、第11天和第18天抽取、储存的血液标本进行了艾滋病病毒抗体测定,结果前两次所取的血样均为阴性,而住院后第18天的血样却呈阳性。综合和分析了这个病人的情况,医生们得出了结论:这个病人的艾滋病病毒感染是通过打架时与另一个艾滋病病毒感染者的血液接触获得的。

美国新泽西州,1名2岁和1名5岁的儿童同在一个家庭幼儿园。他们每天在一起玩耍、吃饭,晚上又在一起睡觉,曾经共用过一把牙刷。当他们患病就诊时,医生发现,这两个儿童都染上了艾滋病病毒,而那个2岁幼儿的母亲经检查也是艾滋病病毒感染者。医生确定,这个2岁孩子的病毒来自那个5岁的儿童,因为他们身上的病毒类型完全相同。

在美国还发现两个患血友病的亲兄弟,两人每天都生活在一起,他们中间有一个患皮肤病,另一个则经常流鼻血,后经医生检查发现:他们兄弟两人都感染上了艾滋病病毒。经专家调查证实,这对亲兄弟感染上艾滋病病毒,就是由于一个人流鼻血时与另一个人流鼻血的伤口有过接触。此外,他们兄弟俩曾经共同用过一把刮胡刀。

有一些人因为手术或事故需要输血,结果因输入的血液或血制品中混有艾滋病病毒,也感染了艾滋病。宋小飞从小生活在山西南部的一个小乡村,自小到大,他是家里的乖孩子。上中学后,英语是他最喜欢的课程。看着孩子早出晚归,学习成绩优秀,父母对他充满了希望。可是一次意外的事件改变了这一切。1997年的一天,宋小飞与小伙伴玩耍,不小心被剪刀割破了血管。由于失血过多,小飞接受了输血治疗。就在这次输血中,小飞感染了艾滋病病毒。这之后,儿时的伙伴离他而去,亲戚们见了他也是远远地打声招呼就走。生性活泼的小飞变得沉默寡言,对生活也失去了信心。他说:"我不知道将来干什么,谁让自己得了这种病。"

类似的事情还有很多。美国著名的网球明星阿什因为受外伤,在进行外科手术时,不幸感染上了艾滋病病毒,最后无辜地死去。曾经轰动世界的法国血案,由于让病人输入了含有艾滋病病毒的血液,致使许多无辜的病人丧失了自己的生命。

艾滋病的第三条传播途径是母婴传播。患有艾滋病或艾滋病病毒感染的母亲可通过胎盘将艾滋病病毒传播给婴儿。此外,母乳也可能将艾滋病病毒传染给婴儿。

20世纪80年代,艾滋病对妇女和儿童的危害一直被忽视。现在这种致命的病毒已经开始转向侵害妇女和儿童。特别是在中非等地的一些发展中国家,妇女和儿童感染上艾滋病病毒的人数日益增多。20世纪90年代,艾滋病使全世界数百万儿童沦为孤儿,一些国家20—40岁的妇女患艾滋病的病死率已大大增高。如果母亲是艾滋病病人或艾滋病病毒感染者,那么她们分娩的婴儿,将有30%感染上艾滋病病毒,这些受感染的婴儿大部分又将在5年内死亡。

南非著名的艾滋病小斗士恩科西就是一位母婴传播的受害者。小恩科西出生时就是艾滋病病毒携带者,他的亲生母亲因为患艾滋病早早离他而去。富有爱心的基尔·约翰逊将这个可怜的孩子领回了家。当时小恩科西还没过2周岁的生日,医生说他只能活9个月。这些在当时并没有引起人们的注意,而他到学校上学的遭遇却引起了人们关注。1988年,当养母基尔·约翰逊带着他到约翰内斯堡的

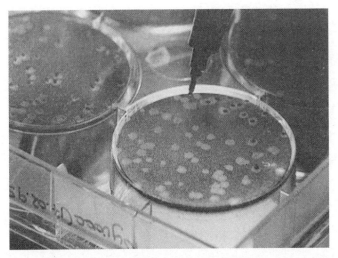

30%携带艾滋病病毒的孕妇将病毒传染给孩子

一家小学注册上学时，他开始吸引公众的目光。按照规定，约翰逊必须在申请表上注明小恩科西是艾滋病病毒携带者，这在当地掀起了一场轩然大波。

此事经媒体报道后，引起了公众的极大关注，一场关于患了艾滋病到底意味着什么的大讨论，在南非展开了。这场大讨论的一个成果是，更多人认同，应该减少对艾滋病患者的负面看法，因为许多人是因为偶然或者其他原因感染的。这场讨论的另一个成果是，公众发起了一场为约翰逊捐款的运动，让她成立"恩科西避难所"。这个"避难所"后来成了携带艾滋病病毒的母亲和她们染上或没有染上艾滋病病毒的孩子的乐园。据约翰逊说，以前小恩科西对于艾滋病一无所知，正是由于他亲生母亲的死和这次上学出现的插曲，使他开始对自己患有艾滋病感到不安。

1990年7月，小恩科西出席了在南非东部港口城市德班举行的国际艾滋病大会，并在大会上发言。身穿一身小西服的恩科西站在主席台上，用自己尚显稚气的声音，向数千名与会代表讲述了自己母亲被艾滋病夺去生命，而自己也感染病毒的悲惨遭遇。他在发言中说："我在此希望政府向携带艾滋病病毒的孕妇提供艾滋病药物，使她们不再把病毒传给自己的孩子。孩子们对病毒的抵抗力太弱了，他们很快就会死去。我认识一个被抛弃的小男孩，他后来与我们生活在一起，他的名字叫迈基。他到我们那里后，呼吸困难，喘不过气来，不能吃东西，他是那么虚弱。后来我母亲基尔不得不打电话到福利机构，把他送进了医院，而他进去后就再也没有出来。小迈基是那么可爱的一个小男孩，我认为，政府必须做一些事情，因为我不希望其他孩子们像迈基那样死去。"

不久，恩科西受邀请访问美国，参加了另外一个关于艾滋病的会议，并在会议上发言。在这个会议上，有一位好心的美国人第一次向他提供了他无法负担的贵重药品。但是这只是他去世几个月前的事，这些药物对于减轻他的病情没有起到很大的作用，因为他已经被艾滋病逼到了生命的尽头。

1991年初，恩科西的病情开始恶化，不得不住进了医院。每当有人来看望他，恩科西总是试图对来人笑一笑。到最后，他连笑的力气都没有了。

5月初，医生们通知基尔·约翰逊，可怕的艾滋病不日就将夺去这位南非最有名的艾滋病受害者的生命。小恩科西留在人间的时间已经不多了，也许是6个小时，也许是6天，也许是6个星期。医院也停止了对他的治疗，约翰逊将他接回自己约翰内斯堡郊外的家中。

没过多久，小恩科西出现了腹泻症状，他瘦小的身躯已经被病魔折磨得不成样子了。这是他走向死亡的前兆。到5月底，与病魔抗争的小恩科西仍想对前来看望他的人展现笑脸，但他笑得是那么的不自然,因为他的嘴唇抖动得厉害。最后几天,他的身体不停地抽搐,甚至已经没有力气翻一下身子。他与养母约翰逊的交流也出现了困难,只能将养母的手轻轻地握一下。"也许他已经跑完了自己的比赛,再让他跑下去已经不可能了。"约翰逊这样说,"他已经尽了力,他向大家表明了艾滋病的另一面,告诉大家艾滋病不会对任何人区别对待,不管你是什么种族、年龄多大,都有可能被它缠上。同时,他还给了许多人以希望,因为直到最近,他才开始用上昂贵的药物。对于许多人来说,他是一位小英雄,因为他竟然挺了这么长时间。"

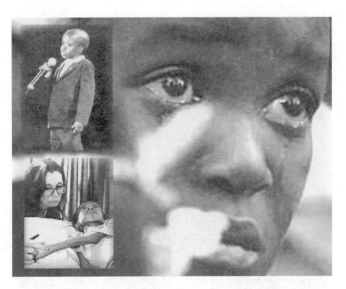

南非著名的艾滋病小斗士恩科西是一位母婴传播的受害者

　　1991年6月1日这天,小恩科西终于永远地去了,12岁的他此时只有22磅(9.9千克)!看到那么一张大床上躺着这么一个小东西,谁都忍不住落泪。约翰逊说:"他离开我了,我非常沉痛,但这也是一种解脱,因为他不用再遭受折磨了。"

国际社会高度重视

1985 年,第一次国际艾滋病大会在美国亚特兰大召开。世界卫生组织号召各国预防艾滋病。这标志着人类与艾滋病的斗争进入了全球动员期。

1987 年,联合国第一次对一种疾病,即艾滋病进行讨论。号召各国加强与艾滋病斗争。

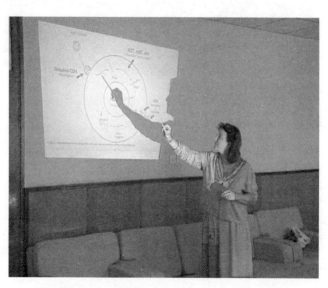

1985 年,第一次国际艾滋病大会在美国亚特兰大召开

1988 年,来自 148 个国家的卫生部部长齐聚英国伦敦,共同讨论艾滋病防治策略。这次大会发布了"艾滋病防治伦敦宣言"。该宣言强调教育、免费信息、经验交换和保护人权和人格的必要性。世界卫

生组织总干事宣布,世界卫生组织希望设定一个年度的世界艾滋病日。

设立世界艾滋病日的目的是:

第一,让人们知道艾滋病在全球范围内是能够加以控制和预防的;

第二,让大家知道,防治艾滋病很重要的一条就是每一个人都要对自己的行为负责;

第三,通过艾滋病日的宣传,唤起人们对艾滋病病毒感染者的同情和理解。因为他们的身心已饱受疾病的折磨,况且有一些艾滋病病毒感染者可能是被动的、无辜的;

第四,希望大家支持各国制定的防治艾滋病的规划,唤起民众行动起来支持这方面的工作。

第一个世界艾滋病日是 1988 年 12 月 1 日。自从设立这一纪念日以来,每年的主题都有所不同,如妇女与艾滋病、儿童与艾滋病、社会与艾滋病、家庭与艾滋病等等。艾滋病逐渐得到各国政府与公众的重视。在一次次的活动中,人们对艾滋病的了解也越来越多,与艾滋病病毒感染者握手、拥抱、一起游泳等不会传染艾滋病,已被更多人知晓。许多公众人物也以身作则参加这些宣传活动。1987 年,英国戴安娜王妃在英格兰开设了一所专为艾滋病患者服务的医院。她与艾滋病患者握手的照片改变了以往人们对艾滋病患者和艾滋病病毒感染者的态度。在中国,著名演员濮存昕出任了艾滋病宣传大使。美国一些艺术家社团发起了"红丝带项目":以红丝带来默默悼念身边死于艾滋病的同伴们,倡导尊重艾滋病患者人权,推广预防艾滋病的社会公益活动。在一次世界艾滋病大会上,艾滋病病毒感染者和艾滋病患者齐声呼吁人们的理解,一条长长的红丝带被抛向会场上空,支持者们将红丝带剪成小段,并用别针将折叠好的红丝带标志别

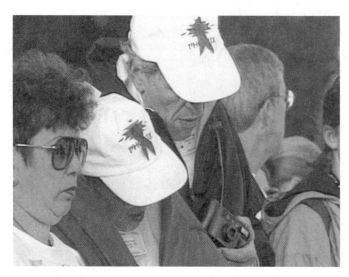

世界卫生组织设定每年的 12 月 1 日为世界艾滋病日

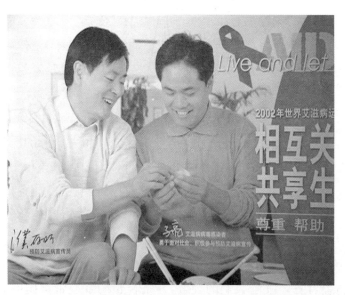

许多公众人物以身作则，参加到世界艾滋病日的宣传活动中

在胸前。1991 年,红丝带成为艾滋病防治的象征,它象征着对艾滋病病毒感染者和病人的关心与支持,象征着对生命的热爱和对平等的渴望,象征着要用"心"来参与艾滋病防治工作。

▶▶▶　侵　入　中　国　◀◀◀

1985 年 6 月 3 日,北京市协和医院收治了一位特殊的病人,这是一名 34 岁的美国青年,由于病情严重,他入院后立即被送进了加护病房进行抢救。

当时参加抢救的王爱霞医生回忆了当时的情景:"一个美籍阿根廷人到我们的外宾门诊来看病,他呼吸困难,住院以后就发烧,开始神志还清楚,他就跟我们说,他的病很像白血病。我们问他到底什么病,他说他也不知道,其实他明明知道,他不说。最后我就问他,他的大夫叫什么? 他说他的大夫在洛杉矶,名字叫什么什么。"

当时王爱霞按照病人所说的联系方式,很快与他的美国医生取得了联系。病人的情况还没说完,那位医生就说,你们的怀疑完全正确,他得的是艾滋病。

这是中国大陆首次接待艾滋病患者。6 天以后,这名美国青年死于艾滋病合并症。这起外国艾滋病患者病死协和的事件,当时在国内并没有产生太大的影响。因为人们认为这种病是西方产物,离我们还很遥远。其实不然,此时艾滋病毒已经悄悄地在中国"登陆"了。

1983 年,国际血液病会议在中国某城市召开。美国的一家药品公司将一些该公司生产的药品赠送给了中国某大医院的一位教授。1984年,19位血友病人接受了这些药物的治疗。1985年,中国预防医学科学院的专家为这些病人做了艾滋病病毒检测。检测发现,其中有4人因使用了同一批号的药物已感染了艾滋病病毒,并且证实,该批号药品中含艾滋病病毒。这是我国最早发现的艾滋病例。

　　1985年,中国发现艾滋病病例引起了政府部门的高度重视。1986年,中国卫生部成立了预防艾滋病的专门工作小组。中国政府颁布了患艾滋病等传染病的外籍人员不准入境,禁止从国外携带血液、血制品等入境的规定。

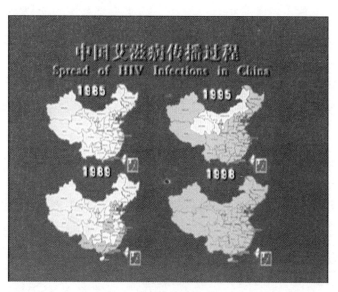

1985年,我国仅在北京、浙江两地发现艾滋病病例,而到1998年,全国各省市均出现了艾滋病病毒感染者

　　1987年10月,国务院、卫生部组建了预防艾滋病工作小组和国家预防控制艾滋病专家委员会,发布了《艾滋病监测管理的若干措施》,与世界卫生组织全球艾滋病防治规划部门共同制定了中期防治规划,并立即组织开展了全国的艾滋病监测。与此同时,国家

公安和出入境等有关部门还制定了相应的政策条款。中国《传染病防治法》及《艾滋病监测管理的若干规定》指出：各地卫生防疫部门和医疗保健机构,有责任和义务将各地的艾滋病疫情及时提交给中国艾滋病监测中心。对于境内性病患者、暗娼、吸毒者(特别是静脉吸毒者)、同性恋者、外出劳工和涉外人员等 12 类高危人群加强监测。

1989 年,中国卫生部、公安部又联合发出了《关于中国公民出入境提交健康证明的通知》,规定在国外居住 3 个月以上的中国公民回国以及经批准回国定居之华侨、华人,必须向所在地区卫生检疫机构等有关部门提供健康证明书,做艾滋病抗体检测。涉外婚姻体检,要进行艾滋病抗体检查。

虽然采取了一定的措施,但是,疾病的蔓延速度有时往往超出人们的想象。1985 年,我国仅在北京、浙江两地发现艾滋病病例,而到 1998 年,全国各省市均出现了艾滋病病毒感染者。到 21 世纪初,我国艾滋病感染人数达到近百万。

治 疗 之 路

1996 年,人类在对不可一世的艾滋病的治疗和基础研究两方面,均取得了很大成就。这一年,科学家们研制推出了多种疗效比较显著的蛋白酶抑制剂类治疗艾滋病新药;科学家们还从分子的角度,对艾滋病病毒的传染机制有了新的了解。最引人关注的突破是华裔科学家何大一的"鸡尾酒疗法"。所谓鸡尾酒疗法,是将多种药物(通常是 3 种)药物混合在一起去治疗艾滋病,与鸡尾酒没有什么关系。

艾滋病的治疗之所以困难，一个重要的原因就在于艾滋病病毒并非一成不变。在传播和繁殖的过程中，它常常发生变化，会产生很多可以逃避药物治疗的变异株。这时即使使用原先可能很有效的药，此时也不管用了。这使何大一想到，单一药物治疗很快会产生抗药性，应该针对艾滋病病毒感染人体的不同环节，通过联合用药提高治疗效果。"鸡尾酒疗法"因此产生。

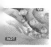

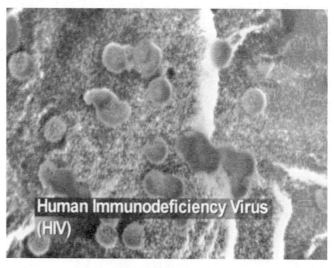

艾滋病的治疗之所以困难，一个重要的原因就在于艾滋病病毒在传播和繁殖的过程中常常发生变化，会产生很多可以逃避药物治疗的变异株

在临床实验中，何大一以蛋白质酶抑制剂混合多种抗艾滋病药物，给 9 名感染艾滋病病毒的初期患者服用。结果发现，这些患者血液中的艾滋病病毒数量锐减。自 1996 年以来，鸡尾酒疗法在世界各地得到了推广，显著降低了艾滋病病毒感染者的病死率。仅 1997 上半年，美国的艾滋病病死人数就比 1996 年同期减少了近 1 万人。

1996 年底，美国主要传媒都将何大一评为年度新闻人物。12

月 23 日出版的美国《新闻周刊》杂志将何大一的混合疗法评为年度首要新闻。著名的《时代周刊》杂志,更将其 1996 年度风云人物的称号授予何大一,这是《时代周刊》自 1960 年以来,首次将一名科学家评为年度风云人物。

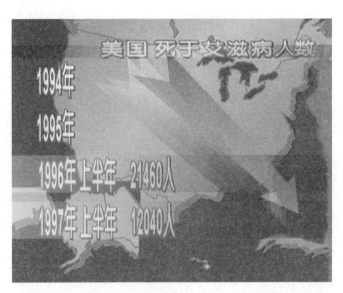

"鸡尾酒疗法"在世界各地显著降低了艾滋病病毒感染者的死亡率

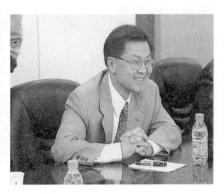

世界著名艾滋病专家何大一博士

1996 年底出版的《时代周刊》专门载文评论指出,何大一帮助数以万计的艾滋病患者"解除了死刑",何大一"缔造了历史"。在艾滋病研究领域中,他数次创造"第一":首次以终点滴定培养法测定患者体内艾滋病病毒含量,首次在男性精液中释出艾滋病病毒,首次发现艾滋病病毒会侵入人的中枢神经等。

埃文·约翰逊是美国著名篮球运动员,曾经5次参与夺得NBA总冠军的比赛。因为出色的篮球技术,他被称为"魔术师"。1991年,"魔术师"被查出染上艾滋病病毒。鸡尾酒疗法出现后,约翰逊采用这一疗法,并请何大一为自己的治疗顾问。目前,约翰逊体内的艾滋病病毒已经明显减少,身体状况稳定。

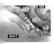

如果因为何大一独创的"鸡尾酒疗法"的突破性疗效,就对治疗艾滋病乐观起来,显然是浅薄和无知的。何大一并没有被传媒捧得忘乎所以。他提醒人们,他自己创制的"鸡尾酒疗法"主要是对那些感染艾滋病病毒3个月以内的患者有显著疗效。另一方面,一年2万美元的治疗

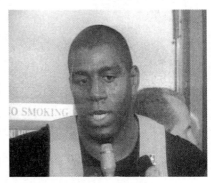

美国著名篮球运动员埃文·约翰逊感染艾滋病病毒后,采用"鸡尾酒疗法"治疗

费,也是世界上绝大多数艾滋病病毒感染者根本无法支付的。因此,他明确指出,1996年的科研突破并不表明艾滋病已可治愈,他说:"虽然艾滋病病毒已被打击得摇摇欲坠,但这个顽敌还未被彻底打倒。"

与此同时,医学家也加快了研制艾滋病疫苗的步伐。2000年,英国议员埃文·哈里斯开创医学史新纪录,成为人类第一个接受艾滋病疫苗注射的志愿者。这种疫苗是专门针对非洲地区最为流行的HIV-1型病毒的。

21世纪初,美国化学协会《生物化学》杂志发表研究报告称,防止艾滋病病毒复制的实验室实验已经获得成功,标志着寻找治愈艾滋病方法的研究迈出了关键的一步。研究人员在被艾滋病病毒感染

的细胞中发现了一种基本物质,该物质可与艾滋病病毒扩散所必需的蛋白质发生反应。如果能够设法阻止这种反应,病毒就无法扩散或产生抗药性。这项研究的意义在于,抑制这一关键过程能够阻止艾滋病病毒的复制,从而防止艾滋病的发生。2002 年公布的另一项艾滋病研究成果也为人体抵抗 HIV 感染带来新的希望。该研究证明,基因疗法可以使被感染细胞无法传播病毒。

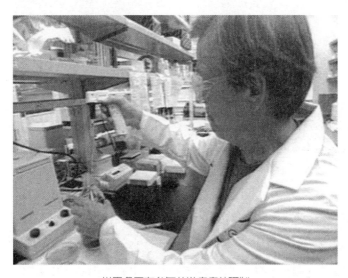

世界多国在参与艾滋病疫苗研制

　　中医药治疗艾滋病已有多年历史。早在 1987 年,坦桑尼亚总统来华访问时,就希望中国政府派中医药专家援坦治疗艾滋病。在邓小平同志的关怀下,中国中医研究院与坦桑尼亚国家莫西比利医院合作开展中医药治疗艾滋病项目。期间,中医专家在坦用中医药治疗了几万例艾滋病患者和 HIV 感染者,探讨了中医清热解毒、补益气血、补中益气、健脾补肾、活血化瘀、益气养阴等治法,并研制了多个中药配方。除复方研究外,中医专家还在抗病毒单味药筛选、基础实验、针灸治疗等方面进行研究，取得了一些积极成果，并引起国际上有关专家的关注。

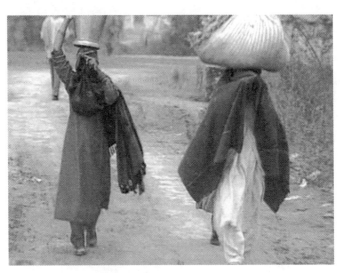

2001年，全世界每天有 15 000 人感染艾滋病病毒

据统计，在 2001 年，世界每天有 15 000 人被艾滋病病毒感染。目前，全球艾滋病毒感染者超过 3 000 万，人类对抗艾滋病的形势极其严峻。但我们相信：人类在科学指导下，一定能战胜艾滋病。

（李云镜　宋岩君）

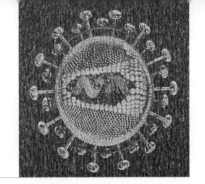

非典与中国科技攻关

2002年底,在广东省河源市,一个叫黄杏初的病人住进了医院。他陆续出现了高烧、咳嗽、气喘、呼吸困难、四肢无力等症状,当时被认为是重感冒,但不久之后,他收到了一个新的诊断结果:他得的是SARS,也就是非典型性肺炎(非典)。2002年12月中旬,由于病情恶化,黄杏初被转到了广州军区总医院。他离开河源医院后不久,那里曾经参与护理过他的9位护士相继病倒了,她们的临床症状都与黄杏初极为相似。至此,人们意识到,这是一种新的传染病。

▶▶ 突如其来的非典病魔 ◀◀

2002年11月16日

一种神秘的肺炎快速蔓延开来,有5人丧命,300人被感染。

2003年2月26日

越南河内,一名美籍华裔商人因患有类似感冒的病症而病倒;20名医务人员随后也被发现有同样的病症。

2003年3月12日

世界卫生组织发出全球警告:SARS——非典型肺炎(非典)已经在广东、河内和香港蔓延。

2003年3月13日

香港受感染的人数是47人。在新加坡,从香港回来的3名女性被发现患有肺炎。另外 6 人，包括医务人员和她们的家人，也被感染。

2003 年 3 月 15 日

台湾一名 64 岁的妇女因为有关病症而病倒。在德国法兰克福，一架班机上的一名遭感染的新加坡医生被送进当地医院治疗。

2003 年 4 月 2 日

时任国务院总理温家宝主持召开国务院常务会议，研究非典型肺炎防治工作。会议听取了卫生部关于非典型肺炎防治工作的汇报。

2003 年 4 月 8 日

北京市疾病预防控制中心开通非典型肺炎 24 小时咨询热线电话。

2003 年 4 月 9 日

北京市对公共场所定期消毒，北京市疾病预防控制中心增开英文热线电话。

2003 年 4 月 12 日

温家宝来到北京佑安医院，看望参加非典型肺炎防治工作的医学专家和医护人员。

非典病原学研究获突破，首次证实在病人器官内存在冠状病毒，此病毒可能是引起非典型肺炎的元凶。

2003 年 4 月 13 日

北京启动一级疫情控制措施，动员全市各方力量，全力以赴开展非典防治工作。

2003 年 4 月 16 日

世界卫生组织正式确认冠状病毒的一个变种是引起非典型肺炎的病原体。

传染性非典型肺炎(非典)是一种传染性强的呼吸系统疾病,除在国内部分地区有病例发生外,在世界其他多个国家和地区也有出现。世界卫生组织将传染性非典型肺炎称为急性重症呼吸综合征(Severe Acute Respiratory Syndromes),简称 SARS。

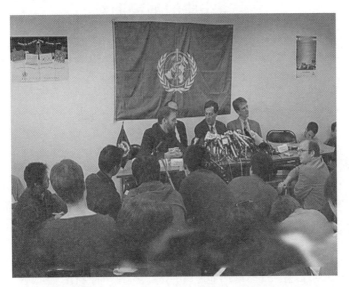

新闻发布会——发现引起非典的是冠状病毒的一种变种

非典是主要通过近距离空气飞沫和密切接触传播的呼吸道传染病,临床主要表现为肺炎,在家庭和医院有显著的聚集现象。起病急,以发热为首发症状,体温一般高于 38℃,偶有畏寒;可伴有头痛、关节酸痛、肌肉酸痛、乏力、腹泻;可有咳嗽,多为干咳、少痰,偶有血丝痰;可有胸闷,严重者出现呼吸加速,气促,或明显呼吸窘迫。非典不同于一般感冒,一般感冒的病症包括发烧,咳嗽,头痛,可在数日后转好,并且一般没有肺炎迹象。

世界卫生组织 4 月 16 日确认,冠状病毒的一个变种是引起非典型肺炎的病原体。这个重要发现使科学家能够集中研究病毒,开发疫苗和新药,或者筛选现有药物。在此期间,研究人员着手研究临床诊断、预防和治疗非典的方法。

▶▶　　掀起非典的神秘面纱　　◀◀

由于非典来势凶猛,人类至今又尚未完全认识,各国医学专家只得在"战争中学习战争",在防病治病的同时,逐步认清其真面目。我国科研工作者迅速投入了对非典的研究,在病原学、实验室诊断和临床治疗方面取得了相当大的进展,我们有必要回顾一下这场世界性科研"战役"中的几个重要时刻。

2003 年 2 月 18 日,中国疾病预防控制中心有关专家"通过电子显微镜首先在病人尸解样本中发现衣原体样颗粒"。当天,该中心即对外宣布,SARS 的病原基本可确定为衣原体。

2003 年 4 月 4 日,海外同行纷纷分离出一种新的冠状病毒。

2003 年 4 月 10 日,中国疾病预防控制中心分离出冠状病毒。

2003 年 4 月 10 日,中国疾病预防控制中心和军事医学科学院的科研人员证实,病人器官内存在冠状病毒。研究结果表明,冠状病毒可能是引起非典的元凶。

2003 年 4 月 15 日晚 11 时,中国科学家成功完成了对冠状病毒全基因组序列的测定,与加拿大、美国报告的序列基本一致,属于一种新的冠状病毒。

2003 年 4 月 16 日,世界卫生组织正式确认一种新的冠状病毒是非典的病原体。至此,非典病原体基本确定。

2003 年 4 月 19 日,科研人员研制出快速诊断非典型肺炎的新方法,整个检测过程只需 1 小时左右。为控制疫情蔓延提供了新的手段。

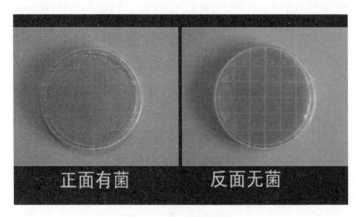

对防护服进行阻菌实验

▶▶ 病毒是许多传染病的元凶 ◀◀

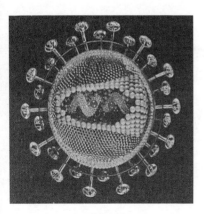

冠状病毒

什么是冠状病毒？据中国疾病预防控制中心编写的《传染性非典型肺炎防治问答》一书介绍,冠状病毒感染在全世界非常普遍,人群中普遍存在冠状病毒抗体,成年人高于儿童。各国报道的人群抗体阳性率不同,我国人群以往冠状病毒中和抗体阳性率在30%—60%。

1965年,蒂雷尔(Tyrrell)等用人胚气管培养方法,从普通感冒病人鼻洗液中分离出一株病毒,命名为 B814 病毒。随后,哈姆雷(Hamre)等用人胚肾细胞分离到类似病毒,代表株命名为 229E 病毒。1967年,麦金托什(Mclntosh)等用人胚气管培养从感冒病人中分离到一批病毒,其代表株是 OC43 株。1968年,阿尔梅达(Almeida)等对这些病毒进行了形态学研究,电子显微镜观察发现这些病毒的包膜上有形状类似日冕的棘突,故提出命名这类病毒为冠状病毒。1975年,国家病毒命名委员会正式命名了冠状病毒科。根据病毒的血清学特点和核苷酸序列的差异,目前冠状病毒分为冠状病毒和环曲病毒两个属。

▶▶ 病毒的变异带来了新的难题 ◀◀

研究表明,这次非典病毒在非常短的时间内就出现了五六个变种,可以说是一种病毒的变异,那么病毒的变异又是怎么一回事呢?

广义上讲,病毒的变异主要是指变异病毒基因的核苷酸序列发生了变化,这个过程实际上是这个病毒进化过程当中的一个现象,同时也是自然选择的一种结果。特别是在病毒受到一些人为干预时,更容易发生变异。例如,在大量使用了乙肝疫苗以后,乙型肝炎病毒就产生了变异。当所有的宿主里都有抗体的时候,病毒会把抗体所针对的地方改变,然后使自己能够存活下来。变异是病毒谋求生存的一种方式。

大部分病毒都会发生变异,除了非典病毒之外,还有一些像流感病毒、艾滋病病毒等都有很强的变异性。然而并不是说，变异会使所有的疫苗失去效力，药物不起作用了，情况并非完全如此。变异有大有小，看它变异在什么地方。有些地方是无关紧要的，怎么变也不会影响治疗和预防；但是在一些关键部位，如果有很小的变化都会对防治效果产生影响。变异的后果如果是对病毒本身不利的，这个变异的病毒有可能无法继续生存下去，病毒就会自然消亡。

另外，在变异过程中，病毒的毒力可能会降低，出现减毒的病毒，这又给人们提供了一些做疫苗的机会。在一些制作减毒活疫苗的方法中，就有用化学物质、物理因素，或者一些综合性的抗体作用于某个病毒，使这个病毒在压力下发生变异，从中反而可能挑选出减毒的毒株，制成疫苗。

全球合力抗非典

拥有 180 多年历史的纽约科学院，曾是美国首场艾滋病问题大型学术研讨会的主办单位。2003 年 5 月 17 日，来自全美的近 20 名专家聚集到这里，交流非典研究的最新成果，商讨下一步的防治对策。研讨会上报告的研究成果令人鼓舞。

"非典如此吸引科学界关注，科学家们如此投入，（科研）进展如此之快，都有理由让人们对找到有效的治疗手段充满信心。"美国科罗拉多大学微生物学系的凯瑟琳·霍尔姆斯在接受新华社记者采访时说。

霍尔姆斯等在报告中指出，科学家们对冠状病毒已经进行了大量基础研究和免疫学等实验，这些实际上为研究非典病毒，进而开发防治手段奠定了坚实的生物学基础。基于对传统冠状病毒的认识，病毒蛋白质、侵入宿主细胞时的融合过程、受体和蛋白酶等,都可以成为寻找非典疗法时考虑的目标。

非典病毒露头之后,科学家们从流行病学等角度展开的研究也进展迅速,成果喜人。短短几个月中,各国科学家们不仅确定了非典的病原体,反复测定了其基因组序列,而且成功地实现了在细胞上培养病毒,并初步开发出防治非典用的猴子动物模型,这些为测试和筛选药物、开发疫苗等创造了有利条件。

非典治疗手段的研究工作也在同步展开。2003 年 5 月,美国华裔科学家何大一领导的小组,初步找到了能在试管中抑制非典病毒感染的短肽。据美国国家过敏和传染病研究所的劳克林透露,该所与美国有关机构筛选非典药物得出的初步结果显示,干扰素、半胱氨酸蛋白酶抑制剂和金刚乙胺等三种药物有抗非典病毒之效。

在该次研讨会上,当时的中国科学院副院长陈竺在向大会提交的书面发言中说,中国已将抗击非典作为重中之重的任务,中国科学家在识别非典病原体、测定病毒基因组序列、建立流行病学模型、开发诊断技术、临床治疗、药物和疫苗研究以及防护工具的研制等方面都取得了一系列成果。

在这场疫情中,我国重点在以下方面开展了防治研究:

在防治对策研究方面,研究控制疾病流行规律和防治策略,如揭示非典在人群中传播的规律,研究阻断传播的具体措施,以及控制措施的效果评价等。

围绕如何减轻病痛、降低病死率进行临床治疗研究,包括药物的使用、呼吸机使用的评价、中西医相结合治疗病人、制定相对规范的治疗方案、结合病人临床特点寻找紧急救治方法等。

在基础医学研究方面,研究非典的病原学特性、发病机制等,尤其是在传播中有重要意义的超级传播者发病机制。

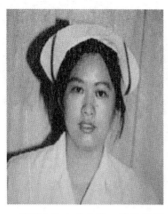

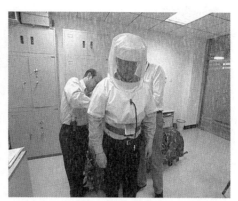

牺牲在抗击非典第一线的医务
工作者叶欣

科学家研制的面罩可以输送洁净的空气

在应用开发研究方面,围绕早期诊断和特异性预防,开展诊断试剂盒和相关诊断方法的研究,开发疫苗和特效药物。

人类与疾病,特别是传染病的斗争将是无止境的。一种新的传染病从发现到消灭需要一定的时间,科学的进步已经使这一过程大幅缩短。2003年出现的非典型肺炎不是一地、一人面对的麻烦,而是全球需要共同面对的危机,没有一国一地可以独善其身,全球科学家的合作也成为必然。中国、美国和加拿大等国科研人员仅用十几天时间,就确定和破译了非典病毒的基因图谱,并开发出检测仪器。我们有理由相信,人类在新的传染病面前决不会束手就擒,我们完全有能力最终战胜疾病。

历史的经验也告诉我们,每一次疫情的发生都会促进医学水平的提高,人类与疾病的斗争还将继续下去,用科学的方法和态度面对挑战,相信人类的智慧终将在这场较量中获得最后的胜利。

(李云镜　崔　颖)

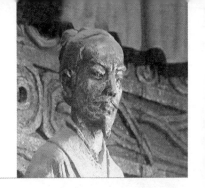

人类从未停止过抗争

　　自从人类诞生以来，总是在不经意间遭受着这样或那样的灾难。尽管人类备受各种灾难的煎熬，但却并没有屈服和退缩，而是在阵阵的疼痛中一次又一次地踏上悲壮的征程。同时，人类在面对灾难时所表现的精神、勇气和关怀，也一代代流传下来。

　　正因为如此，人类才得以生存、延续和发展！

 ## 疾病与生命同在

　　疾病是与生命同在的，但传染病却最为直接、不由分说地威胁和挑战着人类的生命。当传染病无情地袭来，而人们发现自己无知且束手无策，根本无法控制它的蔓延时，恐惧就会自然而然地产生。疾病和人类的文明有着异常深刻的联系。由于文明的发展，人口的流动，征服的战争，贸易的扩张，疾病也被人们带到了四面八方。

　　在科技尚不发达的时代，人们时常感到自己对于传染病的无能为力和无所作为。于是，人类在面对疾病的时候往往只能祈祷上苍，将疾病视为神灵和鬼魂的力量，视为宿命的安排。传染病的威力在于它的无法预测和迅速流传，它不仅对于人身体是最为直截了当的摧毁，而且它利用"传染"威胁人们的社会生活和人伦关系。它将人类的生活片面化。它让恐惧扭曲人类的团结和信任。但传染病也让捍卫生命的人们寻找新的希望。

我们所知道的现代生活方式恰恰始于欧洲面对传染病的威胁寻求解决之道。正是在对于传染病的隔离和控制中，现代的卫生体制得以出现，大规模的传染病得到了控制。18世纪以来，人类不断发现的疫苗成为战胜传染病最为有力的武器。现代化的国家能够对传染病进行控制，正是由于它的力量。

全球化造成的巨大的和快速的人口流动，在为我们带来更多经济与社会发展机会的同时，也给传染病的控制带来了新的挑战。在这个时刻，我们发现，个人力争上游的简单逻辑对于这样的危机是毫无用处的，而消费主义的个人满足在生命面对威胁时也显得异常空洞。我们还是将国家视为捍卫生命的最后防线，将社区视为我们生活的安全岛。我们再度发现，这些让一些人淡忘的价值仍然是如此的弥足珍贵。我们会发现，自己的力量在于团结和信任，在于热情的投入和理智的判断。

▶▶ 人类在与瘟疫较量中悲壮前行 ◀◀

人类的历史是一部与疾病、天灾等搏斗的历史。微生物和病毒在这个星球存在的历史要远比我们人类更古老。在人和致病的细菌病毒之间，从古至今一直展开着一场旷日持久的殊死较量。

瘟疫（急性流行性传染病的总称）的大流行通常伴随着人类文明进程而来，并对人类文明产生深刻和全面的影响。它往往比战争等灾难更具有杀伤力和毁灭性，因为它直接打击了文明的核心和最根本的生产力要素——人类本身，打击了他们的身体和心灵。如中世纪的黑死病等瘟疫，就曾直接改写了人类的文明史。但人类一刻也没有停止过与瘟疫的抗争。

　　人类与疾病,特别是传染病的斗争将是无止境的。至今,至少有 12 项诺贝尔生理学或医学奖是与传染病研究有关的,分别是:1901 年,E·A·V·贝林(德国人),从事有关白喉血清疗法的研究;1902 年,R·罗斯(英国人),从事有关疟疾的研究;1905 年,R·柯赫(德国人),从事有关结核病的研究;1907 年,C·L·A·拉韦明(法国人),发现并阐明了原生动物在引起疾病中的作用;1908 年,P·埃利希(德国人)、E·梅奇尼科夫(俄国人),从事有关免疫力方面的研究;1919 年,J·博尔德特(比利时人),发现了血液中的补体,是免疫学研究的又一重大发现;1927 年,J·瓦格纳·姚雷格(奥地利人),发现治疗麻痹的发热疗法;1945 年,A·弗莱明、E·B·钱恩、H·W·弗洛里(英国人),发现青霉素以及青霉素对传染病的治疗效果;1951 年,M·蒂勒(南非人),发现黄热病疫苗;1952 年,S·A·瓦克斯曼(美国人)发现链霉素;1954 年,J·F·恩德斯、T·H·韦勒、F·C·罗宾斯(美国人),研究脊髓灰质炎病毒的组织培养与组织技术的应用;2015 年,屠呦呦(中国人),发现治疗疟疾的新疗法。而随着医学科学的发展,人类战胜疾病的能力越来越强。一种新的传染病从发现到消灭需要一定的时间,科学的进步已经使这一过程大幅缩短。

　　在与瘟疫的搏斗中,我们也许无法获得最后的、彻底的胜利,但是我们坚信能够赢得一次又一次的胜利。我们手中最强大的武器,不是恐惧,不是抱怨,不是逃避,而是依靠科学的方法和医学技术,还有坚忍的斗志和必胜的信念。

　　面对灾难,我们没有理由退缩。我们不能忘记,在黄热病的研究中,三位科学家挺身而出,亲自做人体试验,一位科学家因此殉职;我们不能忘记,英国科学家弗莱明断然拒绝申请专利,将青霉素贡献给全人类，由此开启人类反击细菌的历史；我们不能忘记，南非艾滋病小斗士尼科西与病魔抗争了12年，瘦骨嶙峋的他在生命最后关头还在呼吁世界共同抗击艾滋病……还有无数的人以惊人的毅力和顽强的意志正与疾病较量着，还有无数科研人员正在默默无闻地奉献着，为人类的生存环境不懈地努力着。

▶▶ 灾难中的"危"与"机" ◀◀

对于我们当中的不少人而言，"瘟疫"几乎是一种过了时的古代词汇。大家坚信生命科学的日新月异只会使我们免遭疾病的困扰，不再认真地思考地球上最古老的生命形式——病毒是否真的停止了对人类的侵袭。直到今天，当我们因新型冠状病毒而被迫戴上厚厚的口罩，也许才更能够体会到在全世界各个角落里与病魔搏斗的人们那沉重而顽强的抗争精神，也才能真正懂得"推己及人""四海一家"的真正意义。

虽然自古以来，疫病一直是文学家和艺术家们精于渲染的对象，但在当代世界影坛上，以瘟疫为主题的作品并不太多，这也许是缘于人们在潜意识里对病痛与死亡的恐惧心理——当逼真的影像一幕幕映入观众的眼帘时，我们本能地逃避着这种令人窒息的生命噩梦。但优秀的电影教会我们选择坚强，懂得同情与关爱，坚定一份在瘟疫来袭时达观面对的必胜信念。

是的，当凶猛的疫情袭来之际，我们首先应当听从政府号召，养成良好卫生习惯，落实个人防控措施，做好居家隔离，同时我们也可以选择像医生、护士们那样，勇敢地面对危难，做我们力所能及的工作,去帮助其他人共度难关。至少我们应守护生命中最珍贵的善良与宽容,不因病毒的威胁而泯灭人性的尊严和人道的精神。这需要勇气,更需要一种无可动摇的信念:珍重生命,永不放弃。当整座城市再度沐浴在清新的空气里,当我们重新自由而健康地漫步在街头,我们应微笑地回想起这段与瘟疫抗争的非常时光,并自豪地宣称:我们靠信念战胜了恐惧,我们用彼此的关爱度过了人生最艰难的时光。

世界上没有哪个国家不曾遭遇危机,也很少有哪个国家能与瘟疫绝缘。但在国家危机的非常时期,全社会是否能够团结起来,万众一心抗击疫情,每一个公民是否拥有健康的心态,对一个国家今后的发展起着关键的作用。如果我们能够化危机为机遇,将被动的消沉抑郁转化为主动的积极应对,那么我们的国家才能在这次危机中得到磨炼。直面危机,直面灾难,不仅需要每一个个体生命的坦然和坚强,也需要整个社会的健全和成熟。也许,今天的这场灾难,可以铸造我们新的精神气质。

▶▶ 探索的脚步永不停止 ◀◀

在与疾病的较量中,人们渐渐认识到,传染病依旧是威胁人类生存的大敌,人类同传染病的斗争是无止境的。一种传染病消灭了、控制了,另一种新的传染病又会出现。自20世纪70年代以来,结核、鼠疫、白喉等古老传染病复苏,艾滋病、埃博拉出血热、裂谷热、疯牛病、军团菌、莱姆病等新发传染性疾病开始流行。埃博拉病毒最先于1976年在刚果(金)发现,此后在加蓬、苏丹、利比里亚、科特迪瓦和乌干达等非洲国家先后发现。1992年10月,印度、孟加拉国发生了大范围的 O139 型霍乱,先后有 20 万人发病。在日本大阪地区的出血性结肠炎流行中,仅仅 24 天,发病者达 6 529 例。目前新发现的传染病有 30 多种,在中国也都不同程度地出现过。人们不禁要问,为什么会有新的传染病不断出现?

这主要有两种情况。一是原来感染动物的微生物,由于某种原因,转移了它们攻击的目标,开始感染人类了。这是新传染病发生的原因之一,例如科学家在考证艾滋病起源时发现,艾滋病很可能起源于非洲丛林地区生活着的一种长尾绿猴。艾滋病病毒在人体上传播,可能与当地的土著居民有捕捉绿猴,然后将其血液注射体内滋补身体这一习惯有关。还有,埃博拉病毒来自猴子体内,莱姆病的病原来自鼠、鹿、兔、狐、狼等 30 余种野生哺乳动物和多种家畜间传播的伯氏疏螺旋体。来源于动物的传染病不断出现,表明动物传染病库是人类新型传染病潜在的原因。二是一些细菌或病毒在外界环境的作用下基因发生了变化,原来不致病的病原体增加了可以致病的毒力基因,或是原来的病毒基因改头换面成为一种新的病原体,引起人类疾病。如 1992 年 10 月至 12 月,在印度和孟加拉国南部发生的大范围霍乱流行,先后有 20 万人发病。最终检测到的霍乱弧菌是以前根本没有见到过的一种新的类型,按照各型霍乱弧菌发现的顺序,被定名为 O139 型霍乱弧菌。现在的研究认为,它可能为 O1 型霍乱弧菌突变的结果。

在全世界科学家的共同努力下,造成非典型肺炎流行的 SARS 病毒在短短两个月时间内就被科学家们找到了,但是寻找到这个病毒的来源是一项更为艰巨而意义重大的工作。因为,如果不能找到病毒的来源,就无法切断它和人类的接触,有可能会造成新的疫情大暴发。因此,一项非常重要的工作就是要迅速地找到这个病毒最初是怎样传染到人身上的。

然而查找传染源的工作并非易事。首先，专家们要去了解最开始得病的这些人，他们的生活习惯，他们跟哪些动物发生过关系。当有了一个比较明确的名录之后，推测出哪些动物有可能是造成这次SARS的病源。第二步，取一些动物的血液或组织样本进行实验分析，最后才能判定，这次疾病大暴发的病源究竟从什么地方来。只有清楚了疾病大暴发的根源，才能真正做到长久控制疾病。

▶▶ 医学科技的光辉历程 ◀◀

对传染病的认识是伴随人类整个科学技术和基础理论的发展而发展起来的，特别是一些很重要的技术，如电子显微镜，对传染病，尤其是对病毒性传染病的研究发挥了很大作用。电子显微镜的放大倍数比普通的光学显微镜大很多，可以放大到几万倍，特别是现代最新的电子显微镜，加上计算机技术，可以放大的倍数就更高，使人们看得更清楚。因为病毒是最小的生命体，所以一般的光学显微镜是看不见的，电子显微镜的诞生使病毒研究成为可能。近几十年来，特别是随着分子生物学的进展，人们对病毒的基因有了更深入的了解，可以测定病毒基因组的序列，了解它是由什么物质组成的，这样可以为预防、控制疾病提供更多的信息。

同样，对疾病的预防控制方法也是随着科学技术的发展而发展的，例如，治疗疾病的一些药物，特别是治疗传染病的药物。在100年以前，当时还没有抗生素，那个时候得了细菌感染的病，人很容易就会死亡。在发现了青霉素以后，大量的抗生素问世。随着科学技术的发展,各种新型的合成抗生素问世以后,人们对这些细菌感染引起的疾病能很好地控制。治疗病毒的药物也是这样。随着分子生物学技术的发展,干扰素的研制在预防病毒和治疗病毒性感染方面发挥了很大作用。

两个世纪以来,人类战胜疾病的速度越来越快,能力也越来越强。在法国科学家巴斯德发明了狂犬病疫苗之后,一些疫苗相继问世。1890年治疗白喉的抗毒素药物出现,为人类迎来了20世纪大规模战胜疾病的曙光。结核病是一个古老的疾病,我国古代称其为"痨病",欧洲医学家称之为"消耗病",这种病能够"传之旁人,乃至灭门",传染性和危害性极大。1882年,德国医生科赫运用先进的细菌学技术分离出了结核杆菌,1884年,他又分离出了霍乱杆菌,并因此获得了1905年的诺贝尔医学奖。1944年,美国人发明了链霉素。此后,科学家相继发明雷米封、利福平、卡那霉素等药物,使结核病的疗效大为提高。

保护地球就是保护人类自己

有了先进的科学技术的支持,人们希望能够提前研究可能发生的疫病,特别是对动物进行全面了解,预防可能到来的疾病。然而这种美好的愿望也许要等到未来岁月里才能实现。

大自然当中有无数的物种,人类不可能对每一种都研究得那么细,至少现在还不能做到这一点。另外一个值得思考的问题是,人类应不应该干预大自然。我们想象一下,某一个物种的克星是一种致命的病毒,人类把这个致命的病毒消灭了,这个物种本身就没有了外界压力,数量可能会越来越大,大到一定程度,反过来又会对环境或者其他别的物种造成新的威胁,那么新的生态不平衡就会出现。另一方面,如果人类不断地侵入到大自然里面去,不断破坏大自然,这样的潘多拉魔盒还会不断地被打开,而且可能未来的潘多拉魔盒会更可怕。这也许并不是危言耸听。

数以百万计的生物和人类一起生活在地球——这个美丽的蓝色星球上。据科学家了解,在已知的 1 400 万个物种当中,90%是人们还不了解的,它们之间以一种相互平衡、相互依附的关系存在着。然而,随着人口的增长,人类领地不断扩张,原本的宁静祥和被打破……随着人类生存条件的变化,全球贸易活动、远程旅行的频繁,以及气候变化等,新传染病还会不断出现。近几十年来,一直有新型病菌出现,未来这一趋势还会延续。德国负责疾病监控与公众健康的权威机构罗伯特·科赫研究所副所长赖因哈德·布格尔教授称,这主要是由于人类自身引起的,尤其是在一些大都市,人口极端密集,大批量的工业化生产使得一些被污染的食品可能同时接触到大量人群,而在一部分热带地区,诸如饮用水等一些基础设施条件跟不上,也为新病菌的出现创造了条件。此外,人与动物的接触也可能导致一些病毒变异并带来新的传染病,而一些动物本身就是病毒的宿主,它们也会跨地区造成传染病的蔓延,再加上国际旅行等,这都使得传染病不再限于某一地区。

因此,"保护地球就是保护人类自己"又被许多专家学者重新郑重提出,人类要想自由、平安地在地球上生活,就必须学会和地球上其他物种和平共处。开发自然、利用自然的同时,要关注怎么样更好地和自然保持一种和谐,既要利用自然,也不能破坏自然,破坏自然本身也是对于人类自身安全的一个破坏。

这次新型冠状病毒肺炎的流行促使科学家们进一步地思考人类

和自然、疾病的关系,思考人类的医疗保健活动在整个社会生活的地位,以及人类健康的价值。

　　还有学者呼吁,病毒也是一个物种,它在自然界里也有存活的权利,人类所应该做的就是让自然界的生态保持平衡,唯其如此,人类才能与大自然和谐共生,如果人类总是不断地去干预大自然,更多的问题还将暴发。

　　毕竟,我们只有一个地球!

（陈　铭　刘　群）

附: 新型冠状病毒肺炎疫情大事记

2019 年

2019 年 12 月 8 日,官方通报首例不明原因肺炎患者发病。

2019 年 12 月 31 日,武汉市卫健委首次公开发布通报称,近期部分医疗机构发现接诊的多例肺炎病例与华南海鲜市场有关联,目前已发现 27 例病例。

2020 年

1 月 1 日,华南海鲜市场闭市修整。

1 月 5 日,武汉市卫健委通报称,截至目前,初步调查表明,未发现明确的人传人证据,未发现医务人员感染。已排除流感、禽流感、腺病毒、传染性非典型肺炎(SARS)和中东呼吸综合征(MERS)等呼吸道病原。

1 月 9 日,武汉病毒性肺炎病原检测结果初步评估专家组确定病原体为新型冠状病毒。

1 月 11 日,上海市公共卫生临床中心、华中科技大学武汉中心医院、武汉市疾控中心、中国疾控中心传染病预防控制所联合澳大利亚悉尼大学,在 Virological 网站上发布了病例中的新型冠状病毒基因组序列信息。

1 月 14 日,世界卫生组织正式将引发此轮肺炎的病毒命名为 2019 新型冠状病毒(2019 - nCoV)。

1 月 16 日,武汉市卫健委通报,武汉累计报告新型冠状病毒感染的肺炎病例41例,已治愈出院12例,在治重症5例,死亡2例。现有调查结果表明,尚未发现明确的人传人证据,不能排除有限人传人的可能,但持续人传人的风险较低。

1月20日,国家卫健委高级别专家组组长、中国工程院院士、呼吸病学专家钟南山在接受央视采访时表示,"现在可以说,(武汉新型冠状病毒肺炎)肯定有人传人现象。"

1月20日,中共中央总书记、国家主席、中央军委主席习近平作出重要指示,要求各级党委和政府及有关部门要把人民群众生命安全和身体健康放在第一位,制定周密方案,组织各方力量开展防控,采取切实有效措施,坚决遏制疫情蔓延势头。

1月20日凌晨,武汉市卫健委方面一次性更新了两天的新增病例数据。其中显示,1月18日和19日两日共新增136名确诊患者。

1月21日,武汉共有15名医务人员确诊为新型冠状病毒感染的肺炎病例,另有1名为疑似病例。

1月21日,据国家卫健委官方微信,经国务院批准,将新型冠状病毒感染的肺炎纳入《传染病防治法》规定的乙类传染病,并采取甲类传染病的预防、控制措施。

1月21日,武汉市对进出武汉人员加强管控。武汉市旅游团队不组团外出,公安交管部门对进出武汉的私家车辆进行抽检,检查后备箱是否携带活禽、野生动物等。

1月22日凌晨,湖北省政府发布通告称,决定启动突发公共卫生事件Ⅱ级应急响应。

1月22日,中国科学院院士、中国疾病预防控制中心主任高福在国新办发布会上表示,新型冠状病毒的来源是武汉一家海鲜市场非法销售的野生动物。根据目前的流行病学认知,新型冠状病毒对于儿童等年纪小的人不易感。

1月22日,武汉启动进出城道口重大疫情排查防控工作,依法依规对过往车辆及人员实施疫情排查防控。

1月22日晚,武汉要求全市在公共场所佩戴口罩。

1月23日凌晨2点,武汉宣布"封城":自2020年1月23日10时起,全市城市公交、地铁、轮渡、长途客运暂停运营;无特殊原因,市民不要离开武汉,机场、火车站离汉通道暂时关闭。恢复时间另行通告。

1月23日,国家卫健委发布,截至1月22日24时,收到国内25个省(区、市)累计报告新型冠状病毒感染的肺炎确诊病例571例,其中重症95例,死亡17例(均来自湖北省)。

1月23日晚,广东省、湖南省启动重大突发公共卫生事件一级响应。

1月23日,继武汉宣布交通"封城"后,湖北多地也宣布关闭火车站。

1月24日凌晨,世界卫生组织(WHO):暂时不将疫情确定为"国际关注的突发公共卫生事件"。

1月24日,武汉将参照北京小汤山医院模式建设面积达2.5万平方米的专门医院,并于2月3日前建成投入使用。

1月24日下午,北京、上海、重庆等多地,启动重大突发公共卫生事件一级响应。

1月25日,国家卫健委派出重症医学专家加强对患者救治的临床指导,组建6支共1230人的医疗救治队驰援武汉,同时召集6支后备梯队随时待命。上海、广东、军队3支医疗队已到达武汉投入工作。

截至1月25日,广东、湖南、浙江、湖北、天津、安徽、北京、上海、重庆、四川、江西、云南、山东、贵州、广西、河北、福建、江苏、海南、新疆、黑龙江、河南、甘肃、辽宁、山西、陕西、青海、吉林、宁夏、内蒙古 30 个省市自治区先后启动重大突发公共卫生事件一级响应。

1月25日,武汉市新型肺炎防控指挥部发文,自2020年1月26日0时始,除经许可的保供运输车、免费交通车、公务用车外,中心城区区域实行机动车禁行管理。市民确有通行需求的,按指挥部第8号通告执行,各社区配备足够车辆保障需求。

1月26日,为严防新型冠状病毒感染的肺炎疫情,阻断可能的传染源和传播途径,市场监管总局、农业农村部、国家林草局决定,自本公告发布之日起至全国疫情解除期间,禁止野生动物交易活动。

1月26日,国家卫健委主任马晓伟在国务院新闻办公室举行的新闻发布会上说,两天内将再派出12支1600多人的医疗救援队伍,疫情防控急需的物资有关部门正在加紧协调,确保及时足额到位。

1月26日,中共中央政治局常委、国务院总理、中央应对新型冠状病毒感染肺炎疫情工作领导小组组长李克强主持召开领导小组会议,贯彻习近平总书记重要讲话和中央政治局常委会会议精神,进一步部署疫情防控工作。

1月27日,经国务院批准,为加强新型冠状病毒感染的肺炎疫情防控工作,有效减少人员聚集,阻断疫情传播,更好保障人民群众生命安全和身体健康,延长2020年春节假期至2月2日(农历正月初九,星期日),2月3日(星期一)起正常上班。各地大专院校、中小学、幼儿园推迟开学,具体时间由教育部门另行通知。因疫情防控不能休假的职工,应根据《中华人民共和国劳动法》规定安排补休,未休假期的工资报酬应按照有关政策保障落实。

1月27日,受习近平总书记委托,中共中央政治局常委、国务院总理、中央应对新型冠状病毒感染肺炎疫情工作领导小组组长李克强来到武汉,考察指导疫情防控工作,看望慰问患者和奋战在一线的医护人员。

1月27日,财政部紧急预拨2020年新型冠状病毒感染的肺炎疫情防控补助资金44亿元,支持各地开展疫情防控相关工作,其中对湖北省增加预拨5亿元。

世界卫生组织在1月26日及27日的新型冠状病毒报告中,将新型冠状病毒疫情全球范围风险改为高风险。

截至1月28日晚,来自全国各地医疗队的近6 000人到达湖北。有呼吸、感染、重症等专业;有医生护士;有地方的军队的;中医的西医的,基本涵盖了全国优势力量。

1月29日,西藏启动重大突发公共卫生事件Ⅰ级响应。至此,全国31个省、市、自治区全部启动重大突发公共卫生事件一级响应。

1月30日,经中央领导同志同意,中央组织部从代中央管理党费中给31个省区市、中央有关部门(系统)划拨专项资金10 800万元,用于支持各地区各有关部门(系统)开展新型冠状病毒感染的肺炎疫情防控工作。

1月31日凌晨,世界卫生组织(WHO)总干事谭德塞在召开世卫组织的突发事件委员会后宣布,新冠病毒疫情的全球性爆发为"国际关注的突发公共卫生事件"(PHEIC)。谭德塞强调,这一宣布是基由于新冠病毒疫情在中国以外的发展情况,而非针对中国国内的情势,也不是意图对中国的表现投下"不信任票",建议不要采取非必要的措施来限制国际旅行和贸易。目前,在中国以外有18个国家出现98例新冠病毒确诊病例。

2月1日,国务院总理李克强来到应对新型冠状病毒感染肺炎疫情国家重点医疗物资保障调度平台,李克强强调,当前正处在疫情防控关键期,保障好重点医疗物资是科学有效防控的基本条件。这就像上战场首先要配好装备一样,医生手中不仅要有手术刀,还要有防护服和口罩等。

2月2日,据湖北省卫健委通报,截至2月1日24时,黄冈市累计报告新冠肺炎病例1 002例,成为继武汉之后,全国第二个报告新冠肺炎病例数破千的城市。

2月3日,中共中央政治局常务委员会召开会议,听取中央应对新型冠状病毒感染肺炎疫情工作领导小组和有关部门关于疫情防控工作情况的汇报,研究下一步疫情防控工作。中共中央总书记习近平主持会议并发表重要讲话。

2月4日,经过军队支援湖北医疗队扎实细致、紧张有序的准备工作,武汉火神山医院今天开始正式接诊新型冠状病毒感染的肺炎确诊患者,9时30分许收治首批患者。

2月5日,国家卫健委发布《新型冠状病毒感染的肺炎诊疗方案(试行第五版)》,其中规定,湖北省增加"临床诊断"分类,且"疑似病例"标准修改为:无论有没有流行病学史,只要符合"发热和/或呼吸道症状"和"发病早期白细胞总数正常或降低,或淋巴细胞计数减少"这2条临床表现,便可考虑为疑似病例。疑似病例具有肺炎影像学特征者,为临床诊断病例。确诊病例诊断标准没变。新版指南明确,无症状感染者也有可能成为传染源。

2月6日,湖北省决定给予张定宇和张继先同志记大功奖励。张定宇是现任武汉市金银潭医院党委副书记、院长,面对此次肺炎疫情,在身患重疾的情况下冲锋在前,团结带领全院干部职工夜以继日战斗在抗击疫病最前沿。张继先现任湖北省中西医结合医院呼吸内科主任,最早(2019年12月27日)判断并坚持上报新冠肺炎疫情,第一个为疫情防控工作拉响警报。

2月7日,武汉中心医院眼科医生李文亮,在抗击新型冠状病毒感染的肺炎疫情工作中不幸感染,经全力抢救无效,于2020年2月7

日凌晨2点58分去世。

2月8日下午,国务院联防联控机制召开新闻发布会,会上通报了国家卫健委关于新型冠状病毒肺炎暂命名事宜的通知:现决定将"新型冠状病毒感染的肺炎"暂命名为"新型冠状病毒肺炎",简称"新冠肺炎",英文简称"NCP"。

武汉第二座"小汤山"医院雷神山医院正式交付,为武汉新增1 500张床位,用于收治新冠肺炎重症和危重症患者。

2月9日,华中农业大学教授陈焕春在湖北省新冠肺炎新闻发布会上表示,新冠病毒使用与SARS冠状病毒相同的细胞进入受体,与蝙蝠中发现的SARS相关病毒拥有87.1%的相似形,与SARS病毒有79.5%的相似度。与一个云南的蝙蝠样本中发现的冠状病毒的相似度高达96%。分析发现,新冠病毒属于SARS相关冠状病毒,可能存在多个中间宿主。

2月10日下午,中共中央总书记习近平在北京调研指导新冠肺炎疫情防控工作。习近平首先来到朝阳区安贞街道安华里社区,了解基层一线疫情群防群控、居民生活必需品保障供应等情况,看望慰问社区居民和工作人员。随后,习近平来到北京地坛医院,察看新冠肺炎感染者住院诊疗情况,视频连线武汉市重症患者收治医院,听取中央指导组、湖北指挥部有关情况汇报,慰问奋战在一线的医务工作者。随后,习近平前往朝阳区疾病预防控制中心,了解朝阳区开展应急处置、流行病学调查、筛查报告和北京市疫情防控工作情况。

2月11日上午,国务院联防联控机制新闻发布会上,国家发改委相关负责人表示,要根据不同地区的疫情情况分类施策,疫情严重地区首要任务是疫情防控,疫情较轻地区合理设置防护标准,尽快实现全面复工。严格制止以审批等简单粗暴方式限制企业复工复产的做法。

2 月 12 日(当地时间 2 月 11 日),国际病毒分类委员会(ICTV)发表声明,冠状病毒研究专家组正式确认新冠病毒为严重急性呼吸综合征冠状病毒(SARS-CoVs)的姊妹,属于类 SARS 病毒种,并将其命名为严重急性呼吸综合征冠状病毒 2(SARS-CoV-2)。而世界卫生组织(WHO)同日宣布,由这一病毒导致的疾病的正式名称为 COVID-19。

2 月 13 日(当地时间 2 月 12 日),国际货币基金组织(IMF)总裁格奥尔基耶娃在华盛顿表示,IMF 正在收集数据,以评估新冠病毒在中国的全面影响,但最可能的情况是"V 形"影响,即中国的经济活动在急剧减少后快速回升。格奥尔基耶娃表示,在考虑经济影响之前必须认识到,该病毒对感染者、丧生者,及家庭和社区来说是一场悲剧。

2 月 14 日,国家卫健委副主任曾益新介绍:在新冠肺炎的预防和救治工作中,医护和相关的工作人员因为履行工作职责感染新冠肺炎或者是因感染新冠肺炎死亡的,明确认定为工伤,依法享受工伤保险待遇;对参加防治工作的医务人员和防疫工作者给予临时性工作补助;提高卫生防疫的津贴标准,出台提高卫生防疫津贴标准的政策;向防控任务重、风险程度高的医疗卫生机构核增不纳入基数的一次性绩效工资总量等。

2 月 15 日,中央赴湖北指导组发起武汉保卫战、湖北保卫战全面总攻。中共中央政治局委员、国务院副总理、中央指导组组长孙春兰指出,在党中央、国务院的坚强领导下,在全省干部群众的积极努力下,湖北省疫情防控发生了一些积极变化。但是,疫情形势仍然严峻。湖北、武汉是全国打赢疫情防控阻击战的决胜之地,武汉胜则湖北胜,湖北胜则全国胜。

2 月 16 日,央视新闻报道,在国家法律政策允许下,并征得患者家属同意,2月16日凌晨3时许,全国第1例新冠肺炎逝世患者的遗体解剖工作在武汉金银潭医院完成,并成功拿到新冠肺炎病理。在同一日18点45分,全国第2例新冠肺炎逝世患者的遗体解剖工作也在金银潭医院顺利完成,这两具解剖病理目前已被送检。

2月17日,钟南山院士表示,根据现有数学模型和政府采取的有力措施,预计在2月中下旬出现峰值,4月左右全国疫情会平稳。他强调,武汉地区还是有很高的发病率和病死率,武汉现在占了全国80%的病人,病死率占95%以上,因此现在全国对武汉的支持是非常重要的。他还提到,新冠肺炎危重病人比SARS的救治难度更大。

2月18日,在广东省疫情发布会上,国家卫健委高级别专家组组长、中国工程院院士钟南山回答财新记者提问时说,广东省研发的抗体快速检测试剂盒,将与现行核酸检测形成互补,加速患者筛查,提高诊断率,防止疫情扩散。武汉要想真正停止新冠肺炎"人传人",取决于关键两步,即把正常人和病人分开,把新冠病毒感染者和流感病毒感染者分开。钟南山呼吁,官方早日批准快速检测产品上市,优先用于湖北省武汉地区。"武汉不解决,湖北解决不了;湖北解决不了,全国解决不了。"

2月19日晚,中国工程院副院长、呼吸与危重症医学专家王辰在接受央视采访时表示,新冠病毒有可能转成慢性的、像流感一样长期在人间存在的疾病,对此我们要做好准备。

2月20日,韩国中央应急处置本部副本部长金刚立表示,韩国新型冠状病毒疫情已超出防疫网,开始在社区全面扩散,韩国的新型冠状病毒疫情已进入社区传播阶段。日前,韩国大邱发生新冠肺炎超级传播事件,防疫部门积极隔离与第31例确诊病例接触者,并对与该患者一起做礼拜的"新天地"大邱教会1 001名教徒实施居家隔离措施。目前,已有39名确诊患者被查出与大邱教会有关联。

2月21日,世界卫生组织总干事谭德塞在瑞士日内瓦召开的新冠疫情例行记者会上宣布,在于北京、广东和四川三地进行考察工作之后,世卫与中方的联合专家考察组,将于2月22日进入疫情暴发的中心——湖北省武汉市继续工作。这也是世卫组织第一次宣布,由世卫牵头组成总计有约20多名中方和外方专家参与的联合专家考察组,将进入湖北。

2月22日,截至当地时间22日上午,意大利北部已经有两名老人因感染新冠病毒死亡。这是继一名中国高龄游客在法国病逝后,首次出现欧洲国家当地人因新冠肺炎病亡的案例。意大利卫生部长表示,首名死亡老人此前因其他病症在意大利北部威尼托大区的医院住院,入院10天之后死亡。而在伦巴第大区,意大利政府2月20日到2月22日在该区域先后确认了30名感染者,第二名死者为伦巴第大区的一名女性感染者。

2月23日,截至北京时间中午12时,日本共检出770名新冠病毒感染者,其中包括634名"钻石公主"号乘客、船员和136名在日本国内发现的病例。在2月23日新披露的病例数中,在北海道各地已确诊了9人感染,年龄跨度从10多岁至80多岁不等。日本已有3名因新型冠状病毒死亡的病例。

2月24日,新华社消息,十三届全国人大常委会第十六次会议2月24日下午表决通过了《关于全面禁止非法野生动物交易、革除滥食野生动物陋习、切实保障人民群众生命健康安全的决定》,自公布之日起施行,其效力等同于法律。

2月25日,国家知识产权局副局长何志敏介绍,我国在武汉的多家医院正式开始了瑞德西韦的临床试验,临床试验目前正在进行中,4月27日将公布临床试验结果。此外,围绕瑞德西韦,吉利德科学公司在中国申请了 8 件专利,已经有 3 件专利得到授权,还有 5 件正在审查过程中。

2 月 26 日,中共中央政治局常务委员会召开会议,中共中央总书记习近平主持会议并发表重要讲话。习近平指出,当前全国疫情防控形势积极向好的态势正在拓展,经济社会发展加快恢复,同时湖北省和武汉市疫情形势依然复杂严峻,其他有关地区疫情反弹风险不可忽视。越是在这个时候,越要加强正确引导,推动各方面切实把思想和行动统一到党中央决策部署上来,加强疫情防控这根弦不能松,经济社会发展各项工作要抓紧。

2 月 27 日,受日本国内新型冠状病毒疫情逐步扩散的影响,日本首相安倍晋三宣布,将要求日本全国范围内所有小学、中学和高中从 3 月 2 日起开始停课,直到既定的春假结束。截至 2 月 27 日东京时间下午 6 时(北京时间下午 7 时),日本已检出 912 名感染者。除去"钻石公主"号的 705 名乘客与船员,其他本土发现的感染者仍在增加。

2 月 28 日,世卫组织总干事谭德塞在当日的记者会上表示,"我们现在已经在全球范围内将对 COVID - 19 的传播风险和影响风险的评估提高到非常高的水平。"据世卫组织最新数据,截至欧洲中部时间 2 月 28 日 10 时,中国境外已有 51 个国家或地区确诊共计 4 691 例病例,其中包括 67 例死亡。

2 月 29 日,据中国红十字会总会官方微博消息,中国红十字会志愿专家团队携带一批检测试剂盒抵达德黑兰,支持伊朗新冠肺炎疫情防控工作。

3 月 1 日,央视新闻报道,首例新冠肺炎尸检报告发布:气道大量黏稠分泌物,主要引起远端肺泡损伤。

3 月 2 日下午,中共中央总书记习近平先后到军事医学研究院、清华大学医学院,考察新冠肺炎防控科研攻关工作。他表示,防控新冠肺炎疫情斗争有两条战线,一条是疫情防控第一线,另一条就是科研和物资生产,两条战线要相互配合、并肩作战。

3月3日,世卫组织总干事谭德塞在媒体通报会上表示,世卫组织估计,为应对新冠肺炎疫情,全球每月需要8 900万只医用口罩、7 600万双医检手套和160万副护目镜。世卫组织呼吁制造商紧急增加产量。

3月4日,国家卫健委发布《新型冠状病毒肺炎诊疗方案(试行第七版)》,要求各有关医疗机构要在医疗救治工作中积极发挥中医药作用,加强中西医结合,完善中西医联合会诊制度。

3月5日,据新华社消息,世界卫生组织表示,截至欧洲中部时间4日10时(北京时间4日17时)收到各国报告的数据显示,全球新冠肺炎病例数达9.3万。在中国境外,病例数达到12 668例,死亡病例数214例。美国疾病控制和预防中心当地时间4日宣布,再次放宽接受新冠病毒检测的条件,允许出现发烧、咳嗽和呼吸困难等症状的患者在医生批准后接受新冠病毒核酸检测。此外,加利福尼亚州4日宣布全州进入紧急状态。

3月6日,据央视新闻消息,针对香港出现宠物狗检测出新冠病毒弱阳性,世卫组织紧急项目技术主管表示,目前只此一例狗感染新冠病毒案例,尚无人狗之间传播新冠病毒的证据。

3月7日,世界卫生组织发言人确认,新冠肺炎全球确诊病例已过10万。

3月8日,东西湖(武汉客厅)方舱医院当天正式休舱。该方舱医院是武汉市首批兴建的三座方舱医院中规模最大的一座,2月3日晚启动建设,2月7日晚正式收治病人,累计收治患者1 760名,已治愈患者868人。

3月9日，据央视网消息，日前，国家卫健委高级别专家组组长钟南山在参加广东省疫情防控专家座谈会上表示，全球疫情的发展估计将至少延续至6月，新冠病毒防控的重点将从输出转为输入。

3月10日，据新华社消息，当天上午，习近平总书记乘飞机抵达湖北省武汉市，考察湖北和武汉新冠肺炎疫情防控工作。习近平一下飞机就专程前往火神山医院，了解医院建设运行、患者收治、医务人员防护保障、科研攻关等情况；中午赴武汉市东湖新城社区，看望居家隔离的社区群众。

3月11日，在国务院联防联控机制新闻发布会上，生态环境部应急办主任赵群英表示，全国医疗废物在疫情前总的处置能力是4 902.8吨/天，目前处置能力提高到6 022吨/天。到3月9日，全国共收集医疗废物3 006吨，其中涉疫情医疗废物468.9吨。涉疫医疗废物都是当天全部收集转运当天处置。

3月12日，国家卫健委通报，3月11日0—24时，新增报告境外输入确诊病例6例（广东3例，甘肃2例，河南1例）。截至3月11日24时，累计报告境外输入确诊病例85例。

3月13日，世卫组织总干事谭德塞在例行记者会上称，欧洲已成为新冠肺炎"大流行"的"震中"，其报告的确诊和死亡病例超过中国以外其他国家和地区的总和，每天报告的病例比中国疫情流行高峰时还要多。

国家卫健委通报，3月13日0—24时，全国内地报告新增确诊病例11例，新增死亡病例13例（湖北13例），新增疑似病例17例。截至3月13日24时，全国内地现有确诊病例12 094例（其中重症病例3 610例），累计治愈出院病例65 541例，累计死亡病例3 189例，累计报告确诊病例80 824例，现有疑似病例115例。累计收到港澳台地区通报确诊病例197例。